Microcirurgia periodontal

Manikandan G. R.

Manikandan G. R.

Microcirurgia periodontal

ScienciaScripts

Imprint

Any brand names and product names mentioned in this book are subject to trademark, brand or patent protection and are trademarks or registered trademarks of their respective holders. The use of brand names, product names, common names, trade names, product descriptions etc. even without a particular marking in this work is in no way to be construed to mean that such names may be regarded as unrestricted in respect of trademark and brand protection legislation and could thus be used by anyone.

Cover image: www.ingimage.com

This book is a translation from the original published under ISBN 978-620-2-07882-5.

Publisher:
Sciencia Scripts
is a trademark of
Dodo Books Indian Ocean Ltd. and OmniScriptum S.R.L publishing group

120 High Road, East Finchley, London, N2 9ED, United Kingdom
Str. Armeneasca 28/1, office 1, Chisinau MD-2012, Republic of Moldova, Europe
Printed at: see last page
ISBN: 978-620-7-94701-0

RESUMO DO LIVRO

Durante a última década, o campo da periodontia tem assistido a um refinamento cirúrgico crescente de muitos procedimentos. O sucesso contínuo dos procedimentos de tratamento periodontal requer conhecimentos clínicos que testam as competências técnicas dos periodontistas até ao limite e para além da acuidade visual. A microcirurgia periodontal é o refinamento das técnicas cirúrgicas básicas possibilitado pela acuidade visual melhorada obtida através da utilização de um microscópio cirúrgico. Os efeitos da microcirurgia periodontal podem incluir resultados de tratamento mais previsíveis, um procedimento menos invasivo com menos desconforto para o paciente, uma cicatrização mais rápida, melhores resultados cosméticos e uma maior aceitação por parte do paciente.

SOBRE O AUTOR

O Dr. Manikandan G.R. é atualmente residente sénior no Departamento de Periodontia, Faculdade de Medicina Dentária do Governo, Alappuzha, Kerala. É autor de cerca de 16 artigos científicos em revistas internacionais, nacionais e domésticas e de mais de 75 artigos em revistas e jornais comerciais sobre saúde, tendo sido recentemente galardoado com o prémio de melhor autor dentário no INDIAN PROFESSIONAL HEALTH AWARDS 2016 em Pune.O artigo "DENTISTRY EXPLORING NEWER HORIZONS" foi premiado como a melhor publicação científica a nível de graduação para o ano de 2012 pelo KERALA DENTAL JOURNAL. Escreveu cerca de 5 livros para entradas MDS como DENTAL COCKTAIL 3 VOLUMES, D WAVE, KERALA DENTAL EDGE etc. Ele está ativamente envolvido na orientação de aspirantes MDS através de seus grupos de estudo no whatsapp e facebook.ABCD-Anybody Can Do sessão motivacional de alto desempenho dada em centros de entrada ganhou elogios.Ele apresentou muitos trabalhos e cartazes para vários jornais internacionais, nacionais e estaduais e ganhou elogios.Ele foi o BDS da Universidade de Kerala primeiro lugar no III BDS em 2008.

CAPÍTULO 1: INTRODUÇÃO

A maioria dos tratamentos dentários tem sido efectuada a olho nu ou sem ampliação. A cirurgia convencional tem certas limitações quando se trata de tecidos delicados, em termos de acessibilidade e resposta de cicatrização, devido à grande quantidade de traumas não intencionais frequentemente causados. Esta constatação deu origem à ideia de tratamento minimamente invasivo, cujo objetivo geral é minimizar o traumatismo de qualquer processo de intervenção, obtendo um resultado terapêutico satisfatório. Estes procedimentos são uma evolução natural dos progressos da microcirurgia que se verificaram no início dos anos 70 e que conduziram à microcirurgia médica moderna. A microcirurgia é atualmente aplicada a uma variedade de operações médicas que vão desde a reimplantação de membros até aos procedimentos de bypass da artéria coronária.

A microcirurgia é definida como um procedimento cirúrgico efectuado sob ampliação. A microcirurgia caracteriza-se por uma melhor acuidade visual e destreza manual. A prática engloba três valores distintos. O primeiro é a melhoria das capacidades motoras para aumentar a capacidade cirúrgica. Este facto é evidente nos movimentos suaves da mão executados com maior precisão e menor tremor. Em segundo lugar, a redução do trauma tecidular no local da cirurgia, evidenciada pela utilização de instrumentos pequenos e por um campo operatório reduzido. Em terceiro lugar, a aplicação de princípios microcirúrgicos para obter um fecho passivo e primário da ferida. O objetivo é eliminar as lacunas e os espaços mortos no bordo da ferida para evitar a formação de novos tecidos necessários para preencher os vazios cirúrgicos. Desta forma, a fase dolorosa e inflamatória da cicatrização da ferida pode ser evitada. Existe uma vasta gama de sistemas de ampliação simples e complexos, incluindo três tipos de lupas e o microscópio operatório. Os três tipos de lupas são as lupas simples, as lupas compostas e as lupas com prisma. A principal desvantagem das lupas é o facto de não poderem ser utilizadas.

Os olhos do médico têm de convergir para ver o campo cirúrgico, o que pode levar a fadiga ocular e mesmo a uma visão prejudicada se forem utilizadas lupas mal concebidas, mas são mais baratas e, inicialmente, mais fáceis de utilizar. Por outro lado, os microscópios cirúrgicos têm um elemento rotativo de ampliação variável que altera a ampliação de acordo com as necessidades cirúrgicas, mas têm uma curva de aprendizagem acentuada e são muito dispendiosos.

A medicina dentária tomou emprestado da medicina a cirurgia microscópica, que remonta a 1922. Os endodontistas foram os primeiros profissionais dentários a encontrar aplicações para o microscópio na prática diária, tanto para a endodontia convencional como para a cirúrgica. Na endodontia, o microscópio é utilizado para remover instrumentos partidos dos canais, preparar a cavidade de obturação retrógrada, permeabilizar canais calcificados e localizar canais radiculares, bem como na cirurgia periapical ou endodôntica. Em prótese dentária, é utilizado para o acabamento e polimento dos bordos finais da prótese, para verificar a interface dente/material de obturação e para verificar o encaixe de estruturas metálicas e bordos de porcelana. Em cirurgia oral, está especificamente indicado para o tratamento cirúrgico de ferimentos e lesões envolvendo os nervos. Em ortodontia, embora a terapia ortodôntica tradicional seja o padrão ouro para o tratamento de muitas malposições dentárias em adultos, pode revelar-se problemática quando aplicada a pacientes com um biótipo periodontal fino que podem apresentar deiscência e/ou recessão radicular. Estes objectivos podem ser alcançados com uma técnica piezocirúrgica que permite uma corticotomia microcirúrgica à volta de cada raiz e a aplicação imediata de força biomecânica. Esta técnica evita o envolvimento das fibras do tecido periodontal, necessário na movimentação ortodôntica tradicional, evitando assim a reabsorção periodontal e óssea. A melhoria da acuidade visual, possibilitada pela ampliação ótica, tornou-se parte integrante da prática dentária moderna.

A microcirurgia periodontal é uma extensão dos princípios e técnicas microcirúrgicos em que a preparação extremamente precisa e delicada e a manipulação atraumática dos tecidos moles e duros melhoram o encerramento primário da ferida através do alargamento.

CAPÍTULO 2: DEFINIÇÕES

A microcirurgia periodontal define-se como o aperfeiçoamento das técnicas cirúrgicas básicas existentes, possibilitado pela utilização do microscópio cirúrgico e pela consequente melhoria da acuidade visual **(Tibbetts LS)**.

A microcirurgia é definida como um aperfeiçoamento da técnica cirúrgica que permite melhorar a acuidade visual através da utilização do microscópio operatório. (**Carranza**)

A microcirurgia foi definida em termos gerais como a cirurgia efectuada sob a ampliação proporcionada pelo microscópio **(Daniel RK)**.

A microcirurgia também foi definida como uma metodologia - uma modificação e aperfeiçoamento das técnicas cirúrgicas existentes, utilizando a ampliação para melhorar a visualização - que tem implicações e aplicações em todas as especialidades. **(Serafim)**

CAPÍTULO 3: CONTEXTO HISTÓRICO

- As referências à ampliação remontam a 2800 anos, quando lentes de vidro simples com um menisco foram descritas no Egipto.

- Em 1694, o comerciante de Amesterdão Anton Van Leeuwenhook construiu o primeiro * microscópio de lente composta.

- [th]A ampliação para procedimentos microcirúrgicos foi introduzida na medicina no final do século XIX.

- Os seus primórdios remontam a 1886 com o microscópio Zehender-Westein, desenvolvido na Alemanha para oftalmologia.

- Em 1921, Carl Nylen, considerado o "pai da microcirurgia", utilizou pela primeira vez um microscópio binocular numa operação ao ouvido.

- Na década de 1950, Barraquer começou a utilizar o microscópio para a cirurgia da córnea.

- Foi só em 1960, quando Jacobsen e Suarez conseguiram 100% de permeabilidade suturando vasos sanguíneos de 1 mm de diâmetro para anastomose, que o microscópio cirúrgico foi amplamente aceite em medicina.

- Apotheker e Jako introduziram pela primeira vez o microscópio na medicina dentária em 1978.

- Em 1992, Carr publicou um artigo que descrevia a utilização do microscópio cirúrgico durante os procedimentos endodônticos.

- Em 1993, Shenalec e Tibbetts apresentaram um curso de formação contínua sobre microcirurgia periodontal na reunião anual da Academia Americana de Periodontologia.

CAPÍTULO 4: REQUISITOS TÉCNICOS

SISTEMAS DE AMPLIAÇÃO ÓPTICA :

A ampliação é absolutamente essencial para uma melhor visualização do campo cirúrgico e uma manipulação mais precisa de tecidos finos durante a microcirurgia. Qualquer sistema de ampliação ótica utilizado em microcirurgia tem de cumprir os seguintes requisitos:

- Deve produzir uma imagem ampliada, direita e não invertida do campo cirúrgico.

- Tem de gerar imagens estereoscópicas (tridimensionais) que permitam identificar com exatidão a profundidade.

- A distorção ótica deve manter-se abaixo do limiar de perceção para evitar a fadiga ocular.

- A distância de trabalho entre o sistema e o campo operatório deve ser suficientemente grande para permitir ao cirurgião trabalhar de forma confortável e ergonómica.

- O sistema deve estar equipado com uma fonte de luz que proporcione uma iluminação óptima do campo operatório.

Atualmente, os dentistas têm à sua disposição uma vasta gama de sistemas de ampliação simples e complexos, que lhes permitem melhorar a precisão das suas capacidades clínicas. Basicamente, existem dois tipos de ampliação ótica disponíveis para os dentistas.

1) Lupas.

2) Microscópio operativo.

Cada tipo de ampliação tem as suas vantagens e limitações. A tarefa em causa deve ser tida em conta ao escolher o tipo de ampliação a utilizar para melhorar a acuidade visual.

Lupas :

As lupas binoculares simples foram registadas pela primeira vez em cirurgia geral em 1976 e Jackson descreveu lupas leves montadas na cabeça em 1897, que são atualmente os sistemas de ampliação mais utilizados em medicina dentária. As lupas são basicamente dois microscópios monoculares, com lentes lado a lado, inclinadas para focar um objeto. A imagem ampliada formada tem propriedades estereoscópicas criadas pela utilização de sistemas de lentes convergentes.

Embora as lupas sejam amplamente utilizadas, o seu principal inconveniente é o facto de os olhos terem de convergir para ver uma imagem, o que pode provocar fadiga ocular e até mesmo uma deficiência visual se as lupas mal adaptadas forem utilizadas durante longos períodos.

São normalmente utilizados três tipos de lupas:

1) Lupas individuais :

As lupas simples são constituídas por um par de lentes de menisco simples, positivas e justapostas. Estas lupas são geralmente lupas primitivas com capacidades limitadas. Cada lente tem duas superfícies refractárias, uma que ocorre quando a luz entra na lente e a outra quando sai.

A ampliação das lupas simples só pode ser aumentada através do aumento do diâmetro ou da espessura das lentes. Devido ao seu tamanho e peso limitados, não têm aplicação dentária prática para além de uma gama de ampliação de 1,5 diâmetros. Neste caso, as distâncias de trabalho e as profundidades de campo ficam comprometidas. Quando colocadas perto do olho, as lupas simples sacrificam a profundidade de campo pela distância de trabalho. A distância de trabalho depende da distância focal entre o olho e a imagem focada e é determinada pela ótica da lupa e pelo olho do utilizador. Limitar a distância de trabalho a 11-13 polegadas evita que o médico se aproxime demasiado do objeto, o que levaria a uma má postura de trabalho e possivelmente a dores no pescoço e nas costas.

As lupas podem ser montadas de forma permanente nas lentes dos óculos ou num mecanismo de dobradiça que lhes permite serem levantadas quando não são necessárias. Esta dobradiça pode ser montada numa armação de óculos ou numa bandolete. As lupas fixas não podem ser ajustadas, nem podem ser deslocadas quando não estão a ser utilizadas. No entanto, são mais leves do que as lupas articuladas. As lupas articuladas permitem ao utilizador alterar a distância horizontal da pupila, bem como a posição no plano vertical. Isto permite que o utilizador adopte uma posição confortável. Idealmente, o ângulo de convergência não deve ser ajustável pelo utilizador. É preferível que seja fixo para evitar o risco de desalinhamento causado por um ajuste incorreto por parte do utilizador, o que pode levar à fadiga ocular.

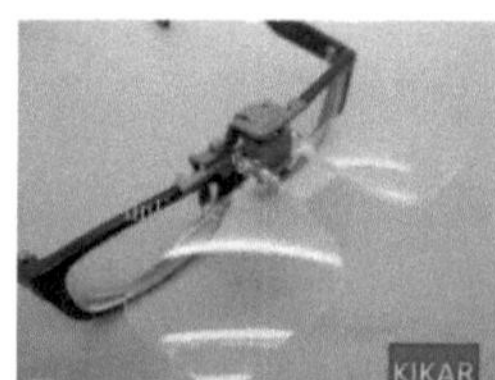

Vantagens :

1) Leve.

2) O mais barato.

Desvantagens :

1) Estas têm distâncias focais e distâncias de trabalho fixas, o que leva a uma má postura de trabalho e, possivelmente, a dores no pescoço e nas costas.

2) A profundidade de campo não é ajustável.

3) O desalinhamento pode provocar fadiga ocular.

4) Mais peso (mecanismo de articulação).

5) A aberração ótica e cromática é particularmente visível na extremidade da lente, especialmente em ampliações mais elevadas.

2) Lupas compostas :

Para ultrapassar as desvantagens de uma lente única, é necessário utilizar lentes compostas, como o sistema ótico de Galileu, que utiliza várias lentes convergentes com espaços de ar intermédios para proporcionar um poder de refração, uma ampliação, uma distância de trabalho e uma profundidade de campo adicionais. Estas lupas podem ser adaptadas às necessidades clínicas sem aumento excessivo de tamanho ou peso. As lentes compostas podem ser acromáticas, para além de oferecerem uma conceção ótica significativamente melhorada. Esta é uma caraterística que os dentistas devem procurar quando escolhem uma lupa, uma vez que uma lente acromática é constituída por duas peças de vidro, normalmente unidas com resina transparente. A densidade específica de cada peça compensa a aberração cromática da peça adjacente. As lupas compostas são geralmente montadas dentro ou sobre óculos.

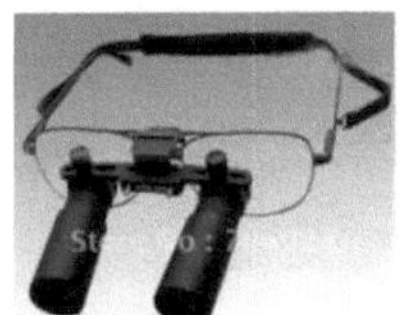

3) Lupas de prisma :

As lupas de prisma são o tipo de lente de ampliação opticamente mais avançado atualmente disponível. Estas lupas contêm efetivamente prismas Schmidt ou de telhado que prolongam o percurso da luz através de uma série de reflexos de espelho no interior da lente de ampliação. A luz é virtualmente dobrada de modo a que o tubo da lupa possa ser encurtado para ser montado em óculos ou numa fita para a cabeça. Estas podem fornecer uma ampliação de 3-0x ou mais. As lupas montadas na fita para a cabeça são mais confortáveis e estáveis do que as lupas montadas nos óculos, devido ao seu maior peso.

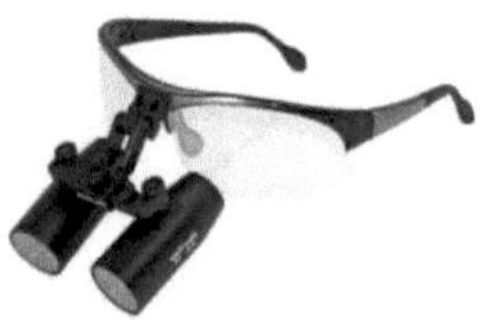

Vantagens :

1) Melhor ampliação.

2) Maior profundidade de campo.

3) Distâncias de trabalho mais longas.

4) Estas lupas produzem campos de visão mais amplos do que outros tipos de lupas.

5) Nitidez ótica superior.

Desvantagens:

1) Aumento de peso.

2) Mais caro.

Apenas um microscópio cirúrgico pode oferecer uma ampliação e características ópticas melhores do que as lupas de prisma.

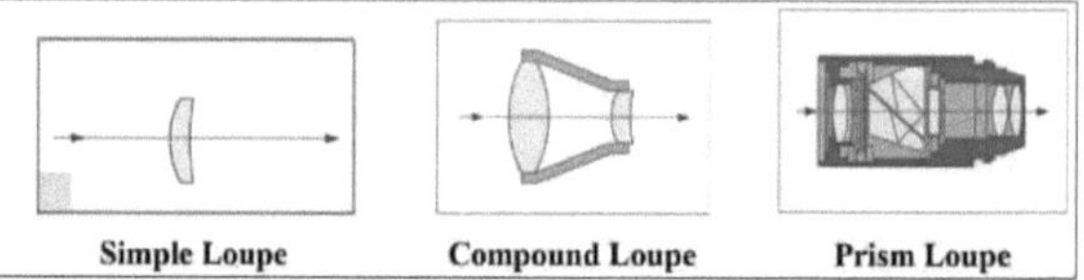

Ampliação :

Podem ser adquiridas lupas capazes de fornecer uma vasta gama de ampliações (1,5x a 10x). As lupas que oferecem uma ampliação inferior a 2 vezes são geralmente inadequadas para a acuidade visual necessária para a microcirurgia. Por outro lado, as lupas que oferecem uma ampliação superior a 4,5 vezes são muitas vezes difíceis de utilizar devido à estreiteza do campo e à profundidade de campo.

Para a maioria dos procedimentos periodontais que requerem ampliação, as lupas de 4,0x a 5,0x oferecem uma combinação eficaz de ampliação, tamanho de campo e profundidade de campo.

Iluminação adicional :

Uma boa iluminação é uma parte essencial da melhoria da visão através da ampliação. Muitos fabricantes oferecem uma unidade de iluminação que se liga à lupa. A fonte de luz pode ser uma lâmpada de xénon ligada por um fio à fonte de alimentação e os autores descobriram que fornece um feixe de iluminação estreito próximo da luz do dia. O feixe de luz é colocado entre os eixos ópticos das lupas para proporcionar um campo de visão sem sombras, o que é ideal para olhar para baixo no campo de funcionamento. A fonte de energia pode ser uma bateria recarregável, um sistema de carregamento em linha ou um transformador alimentado pela rede eléctrica. Em alternativa, a fonte de luz pode ser fornecida por um cabo de fibra ótica nas lupas, ligado a uma fonte de luz alimentada pela rede eléctrica. Esta opção proporciona um feixe luminoso e fresco, mas a um custo mais elevado, e a ligação das lupas a uma fonte de luz de fibra ótica montada numa bancada pode ser incómoda para o utilizador, impedindo-o de se deslocar facilmente na área de trabalho.

A vantagem da lâmpada acoplada a lupas ligadas a uma bateria recarregável portátil é que o médico pode deslocar-se facilmente pelo consultório ou entre pacientes. A iluminação adicional melhora consideravelmente a utilização da ampliação. Mas o peso extra e o calor gerado podem ser um problema. O peso extra de uma lâmpada montada numa lupa acrescenta cerca de 30 g a um par de lupas e uma estrutura pesa cerca de 100 g. No entanto, os sistemas de fibra ótica oferecem uma excelente iluminação e adicionam menos peso extra às lupas.

Factores a considerar na escolha de lupas dentárias :

Factores a ter em conta nas lupas dentárias :

1. Robustez - plástico ou metal.
2. Fácil de utilizar, limpar e desinfetar.
3. Tampas de proteção e alavanca de dobragem.
4. Distância de trabalho.
5. Peso.
6. Custo.

Factores a ter em conta na fixação da luz ;

1. Peso.
2. Restrição da mobilidade dos utilizadores.
3. Produção de calor.
4. Custo do desgaste.

MICROSCÓPIO OPERATÓRIO :

O microscópio operatório oferece muito mais flexibilidade e conforto do que as lentes de aumento, mas é muito mais caro e mais difícil de utilizar no início. Foi concebido de acordo com os princípios de Galileu. Este tipo de microscópio utiliza a lupa em combinação com um trocador de lentes de aumento e um sistema de observação binocular. Utilizam binóculos paralelos para proteger os olhos da fadiga e do desgaste. Além disso, incorporam ópticas totalmente revestidas e lentes acromáticas para uma visão estereoscópica de alta resolução e elevado contraste. As oculares basculantes proporcionam também uma grande flexibilidade na utilização do microscópio em periodontia. A iluminação coaxial de fibra ótica produz um ponto de luz circular ajustável que é uniformemente iluminado, paralelo ao eixo de observação e sem sombras.

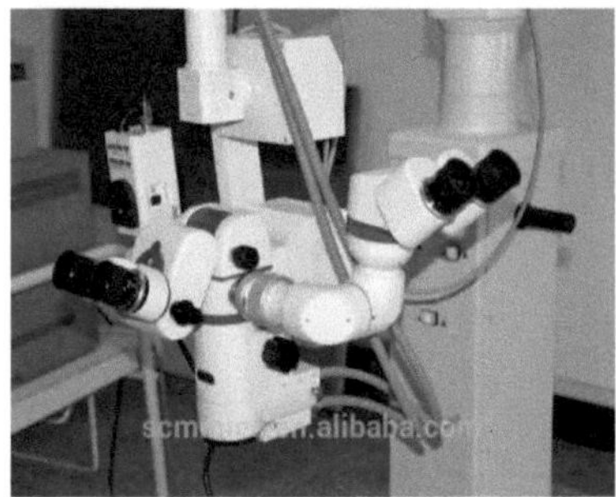

Os principais componentes do sistema ótico de um microscópio operatório são o alterador de ampliação, a objetiva, o tubo binocular, os olhos (lentes oculares) e uma fonte de luz.

Alterador de ampliação

O alterador de ampliação consiste em dois telescópios Galileus com diferentes factores de ampliação inseridos num cilindro. Para mudar o fator de ampliação, a posição relativa dos dois telescópios é alterada em qualquer direção através da rotação do cilindro. Este sistema oferece quatro factores de ampliação diferentes, mais uma posição de passagem livre sem ótica correspondente a um fator de ampliação de X 1. Com a rotação do cilindro, a ação combinada do alterador de ampliação, da objetiva e das oculares permite aumentar a ampliação através de uma gama de níveis de ampliação. Estes sistemas fornecem ampliações que vão de x 6 a x 40. A última geração de microscópios operacionais permite alterações contínuas na ampliação sem ocultação.

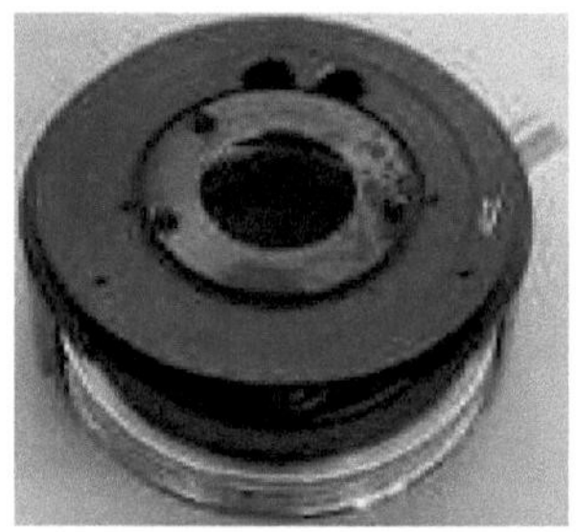

Objetivo

A lente forma uma imagem do objeto a ser tratado pelo alterador de ampliação enquanto projecta a iluminação da fonte de luz no campo de visão. Estão disponíveis lentes com uma distância focal de 200 a 300 mm para utilização em cirurgia periodontal. Idealmente, deve ser utilizada uma lente com uma distância focal de 200 a 250 mm. Existem também lentes cuja distância focal pode ser ajustada infinitamente. A distância focal corresponde geralmente à distância de trabalho, ou seja, a distância entre a lente e o campo operatório.

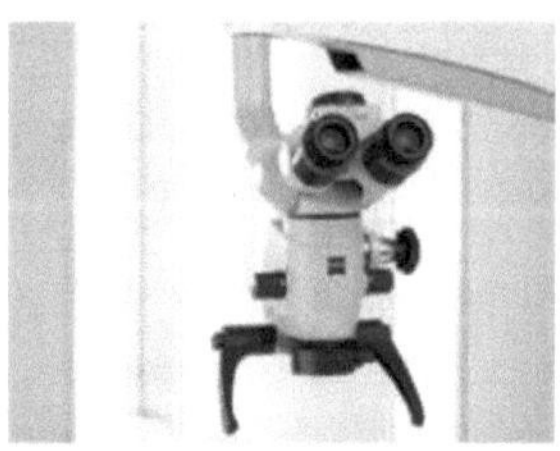

Tubo binocular

O tubo binocular convencional contém dois prismas de inversão que rectificam a imagem invertida produzida pela objetiva e recolhida pelas lentes na extremidade do tubo. Existem tubos binoculares rectos e inclinados para microscópios operacionais. O tipo utilizado depende da aplicação. Os tubos rectos são colocados paralelamente ao eixo do microscópio e os tubos inclinados são colocados num ângulo de 45 graus em relação ao eixo do microscópio. Foram recentemente introduzidos tubos binoculares com ângulos de visão continuamente ajustáveis (tubos basculantes). Por razões ergonómicas, apenas os tubos basculantes que permitem um ajuste contínuo do ângulo de visão são utilizados na cirurgia dentária. Podem ser continuamente ajustados para qualquer ângulo de visão entre 0 e 60 graus, dando ao cirurgião maior liberdade para manipular o microscópio sem alterar a sua posição sentada. Todos os sistemas de tubos binoculares têm um intervalo de distância pupilar ajustável individualmente. O ajuste exato da distância pupilar é essencial para a visão estereoscópica (tridimensional) do campo operatório.

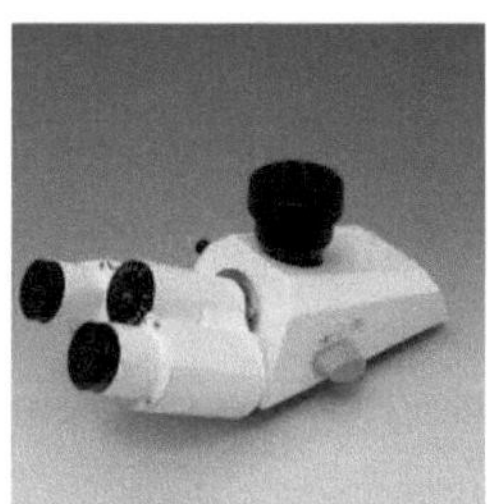

Lentes

O papel das oculares, ou lentes oculares, é o de ampliar a imagem intermédia gerada no tubo binocular. Estão disponíveis oculares com factores de ampliação de x 10 a x 20 para microscópios operacionais. O tipo de ocular utilizado determina não só o fator de ampliação, mas também a dimensão do campo de visão. Quanto maior for o fator de ampliação, menor será o campo de visão. Na cirurgia periodontal, uma ocular x10 oferece geralmente um bom compromisso entre o fator de ampliação e o tamanho do campo de visão. As oculares modernas podem corrigir olhos emetrópicos e ametrópicos, permitindo que os cirurgiões com erros refractivos trabalhem sem óculos. Podem compensar erros refractivos da ordem das -8 a +8 dioptrias, mas não o astigmatismo. Por conseguinte, os cirurgiões com astigmatismo têm de usar óculos quando utilizam um microscópio operatório. Se o cirurgião usar óculos, deve em primeiro lugar

empurrar as oculares para trás e colocar as duas dioptrias a 0. Os microscópios operacionais podem atingir uma ampliação total de x3 a x40, mas uma ampliação de x4 a x24 é geralmente suficiente e é mais frequentemente utilizada em cirurgia dentária.

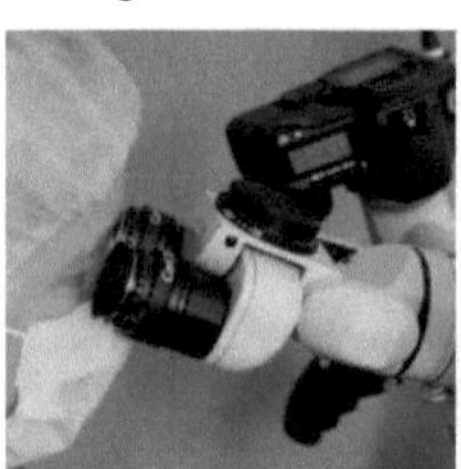
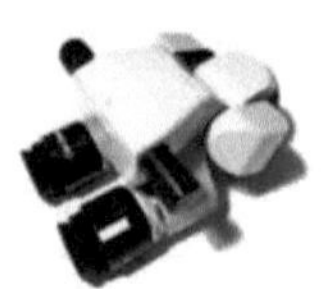

Fonte de luz

As lâmpadas de halogéneo de alta intensidade e, mais recentemente, as lâmpadas de xénon, que são utilizadas com espelhos de luz fria concebidos para proteger o campo operatório do calor gerado pela luz infravermelha, são as mais frequentemente utilizadas nos microscópios operatórios. A objetiva projecta a luz ao longo de uma trajetória coaxial através de dois prismas inversores para o campo operatório, ou seja, na direção da visão. Nos últimos anos, a indústria tem introduzido um número crescente de sistemas de luz fria (xénon, halogéneo e díodos emissores de luz [LED]). Podem distinguir-se dois tipos: sistemas semi-estacionários ligados a uma fonte de alimentação de corrente alterna e sistemas móveis alimentados por bateria. Os sistemas móveis são preferidos devido à mobilidade e ao conforto que proporcionam ao cirurgião.

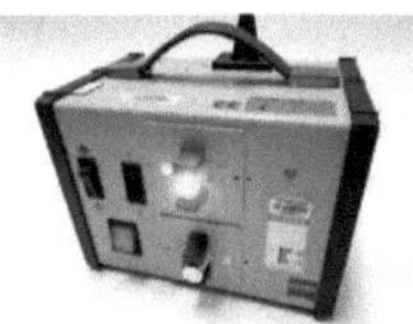

Funcionamento do microscópio operatório :

Para apreciar o que um microscópio operatório pode fazer, é importante compreender o seu funcionamento. Os quatro domínios abrangidos são os seguintes:

1) Ampliação.

2) Iluminação.

3) Documentação.

4) Acessórios.

1) Ampliação :

A ampliação é determinada pela potência da ocular, a distância focal dos binóculos, o fator de alteração da ampliação e a distância focal da objetiva. As oculares estão geralmente disponíveis em potências de 6,3x, 10x, 12,5x, 16x e 20x. As oculares são também ajustáveis em termos de dioptrias. Os ajustes de dioptria variam entre -5 e +5 e são utilizados para ajustar a acomodação, ou seja, a capacidade da lente para focar, e para ajudar a ajustar o erro refrativo, que é o grau em que uma pessoa necessita de usar óculos de correção. A função dos binóculos é segurar as oculares. A distância interpupilar é definida ajustando a distância entre os dois tubos binoculares. Os binóculos estão frequentemente disponíveis em diferentes distâncias focais. Ao escolher a distância focal dos binóculos, é importante lembrar que quanto maior for a distância focal, maior será a ampliação e mais estreito será o campo de visão. Os binóculos mais curtos permitem ao operador ter um campo de visão mais alargado e estar um pouco mais próximo do doente. Também estão disponíveis com tubos rectos, inclinados ou basculantes. Os binóculos de tubo reto são orientados paralelamente à cabeça do microscópio, enquanto os binóculos inclinados são orientados em offset, ou seja, a 450 em relação à cabeça do microscópio, e os tubos inclináveis são ajustáveis entre 00 e 900.

Os tubos binoculares inclinados podem ser utilizados para cirurgia maxilar, mas o operador tem de utilizar a visão indireta através de um espelho ou posicionar a cabeça do doente.

Os binóculos de tubo reto têm a vantagem de permitir uma visão direta em ambas as arcadas. Os binóculos de tubo reto têm a vantagem de permitir uma visão direta em ambas as arcadas. Os binóculos de tubo inclinado podem frequentemente proporcionar ao operador um conforto postural adicional durante procedimentos longos. A única desvantagem dos binóculos de tubo inclinado é o facto de serem difíceis de fabricar e, por conseguinte, muito dispendiosos.

Os comutadores de ampliação estão disponíveis como comutadores manuais de três ou cinco níveis ou como comutadores de zoom motorizados. Os comutadores de ampliação estão situados na cabeça do microscópio. Os comutadores manuais consistem em objectivas montadas numa torre. A torre está ligada a um seletor situado na parte lateral da caixa do microscópio. O seletor posiciona uma objetiva em frente da outra no comutador para produzir um fator ou valor de ampliação fixo. A rotação do seletor inverte a posição das lentes e produz um segundo fator de ampliação. Um comutador convencional de três fases tem um conjunto de lentes e um espaço vazio na torre sem lentes. Quando se tem em conta a potência da ocular, a distância focal dos binóculos e a distância focal da objetiva com as lentes do alterador de ampliação, obtêm-se três potências de ampliação fixas: duas para cada combinação de lentes e uma para o espaço vazio. Um alterador manual de cinco níveis tem um segundo conjunto de lentes montado na torre e produz cinco potências de ampliação fixas.

Um comutador de zoom motorizado é simplesmente uma série de lentes que se movem para trás e para a frente num anel de focagem para obter uma vasta gama de factores de ampliação. Isto evita a perturbação visual momentânea ou o salto que ocorre com os comutadores manuais. Os comutadores de ampliação deste tipo são controlados por um interrutor de pé ou por um botão de controlo manual na cabeça do microscópio.

Antes de poder ser utilizado, o microscópio deve ser focalizado, o que significa que está focado em toda a gama de ampliação. A distância focal da objetiva determina a distância operacional entre a objetiva e o campo operacional. Existe uma grande variedade de objectivas com distâncias focais que vão de 100 a 400 mm. A relação entre a distância focal e as distâncias de funcionamento é a seguinte

Distância focal	**Distância de**
175 - mm	7 - polegadas
200 - mm	8 - polegadas
400 - mm	16 - polegadas

Recomenda-se uma lente de 200 mm, uma vez que oferece espaço suficiente para colocar os instrumentos cirúrgicos, mantendo-se ao mesmo tempo perto do doente.

Os quadros explicam a ampliação em função da potência da ocular, da distância focal binocular, dos factores de ampliação e das lentes objectivas. Também explicam a relação entre a profundidade de campo e o campo de visão. O médico deve selecionar os componentes ópticos adequados às suas necessidades. As informações podem ser resumidas da seguinte forma:

1) À medida que a distância focal da lente aumenta, a ampliação diminui, o campo de visão aumenta, a distância de trabalho aumenta e a iluminação diminui.

2) Aumentar a distância focal dos binóculos aumenta a ampliação e reduz o campo de visão.

3) Aumentar a potência da ocular aumenta a ampliação e reduz o campo de visão.

4) Quanto maior for o fator de ampliação, menor será o campo de visão.

5) Quanto maior for a ampliação, menor será a profundidade de campo.

Depois de ter em conta todos os factores acima descritos, um microscópio típico pode ser equipado com oculares de 12,5x, binóculos com tubo reto ou inclinado de 125 mm, um alterador de potência de ampliação e uma objetiva de 200 mm. Este conjunto permitiria ao médico operar confortavelmente a cerca de 8 polegadas do doente e numa gama de ampliação de cerca de 3x a 26x. Os controlos remotos por pedal permitem efetuar ajustes de ampliação e de focagem sem ter de afastar as mãos ou os olhos do campo operatório.

2) Iluminação :

A fonte de luz é geralmente uma lâmpada de xenon-halogénio de 100 watts. A intensidade da luz é controlada por um reóstato e arrefecida por uma ventoinha. A luz é reflectida através de uma lente de condensação para uma série de prismas e, em seguida, através da lente objetiva para o campo cirúrgico. Quando a luz atinge o campo cirúrgico, é reflectida através das lentes do alterador de ampliação e através dos binóculos, saindo depois para os olhos como dois feixes de luz separados. A separação dos feixes de luz produz um efeito estereoscópico que permite ao médico ver a profundidade do campo.

Pode ser inserido um divisor de feixe no percurso para fornecer luz a um acessório, como uma câmara ou um tubo de observação auxiliar. medida que a ampliação aumenta, a abertura efectiva do microscópio diminui, pelo que é necessária mais luz. Além disso, a ótica absorve mais luz com ampliações maiores. São normalmente utilizados dois sistemas de fontes de luz[6]

1) Lâmpada de halogéneo de xénon e

2) Lâmpada de halogéneo de quartzo.

Recomenda-se um sistema de iluminação de halogéneo de xénon arrefecido por ventoinha, uma vez que os cabos de fibra ótica absorvem a luz e tendem a ter falta de luz. Além disso, o xénon halogéneo é mais brilhante e mais quente, o que é bom para os ossos e tecidos moles. Pode obter-se luz adicional aumentando a corrente eléctrica da lâmpada. A iluminação do microscópio operatório é coaxial com a linha de visão, pelo que o médico pode observar o local da cirurgia sem ver sombras. Isto deve-se ao facto de a ótica galileana focar no infinito e enviar feixes de luz paralelos para cada olho. Os olhos do operador estão em repouso. Como resultado, podem ser efectuadas operações longas sem fadiga ocular.

3) Documentação:

A capacidade de produzir diapositivos e vídeos de qualidade é proporcional à qualidade dos sistemas de ampliação e iluminação do microscópio. As câmaras registam uma imagem com a mesma ampliação e campo de visão que o operador. A câmara de 35 mm recebe apenas metade da luz disponível. Por conseguinte, é necessário completar o sistema de iluminação do microscópio, acrescentando um estroboscópio por cima da objetiva. Ao contrário da película a cores de 35 mm, a cassete de vídeo é um formato extremamente sensível que não necessita de iluminação adicional.

A radiografia final pode ser complementada por uma impressão de vídeo do caso. As impressoras de vídeo podem ser facilmente ligadas a um gravador de vídeo ou à câmara de vídeo do microscópio. Se desejar, podem ser digitalizadas diferentes imagens durante a operação e gravadas posteriormente numa única impressão.

As impressões de vídeo podem ser utilizadas para educação do paciente, documentação médico-legal ou relatórios para dentistas de referência e companhias de seguros.

4) Acessórios :

São fabricados muitos acessórios para o microscópio operatório. Podem ser fixadas pegas de pistola ou de bicicleta na parte inferior da cabeça do microscópio para facilitar o movimento durante a operação. Uma ocular com um campo reticulado pode ser substituída pela ocular convencional, o que pode ser uma ajuda valiosa para o alinhamento durante a gravação de vídeo e a fotografia de 35 mm.

As portas de observação podem ser adicionadas através de um divisor de feixe e podem ser úteis em situações de ensino. Também podem ser adicionados monoculares ou binoculares auxiliares para o assistente dentário.

O ecrã de cristais líquidos (LCD) é outro acessório utilizado para facilitar a visualização do assistente. O ecrã LCD recebe o seu sinal de vídeo da câmara de vídeo. Ao olhar para o ecrã LCD, o assistente vê exatamente o que o cirurgião vê, sem ter de tirar os olhos do campo operatório.

Utilização de lupas e microscópios :

As lupas têm uma série de vantagens em relação aos microscópios operatórios, mas também têm algumas coisas em comum. Nomeadamente, são mais baratas e mais fáceis de utilizar. As lupas e os microscópios cirúrgicos melhoram a acuidade visual e contribuem para um maior conforto e eficácia, aumentando a distância ótica de trabalho. A utilização de um microscópio cirúrgico elimina uma série de problemas oculares, cervicais, de ombros e de costas comuns aos dentistas, que necessitam de uma distância de trabalho mais curta para aumentar a acuidade visual sem ampliação.

CARACTERÍSTICAS	LOBOS	MICROSCOPAS
Ampliação máxima Fator	X 6	X 24
Campo de visão	Maior	Mais pequeno

Visão direta do campo de operação	Sempre possível	Em certos casos, só é possível uma visão indireta
Vista não ampliada	Possível	Não é possível
Âmbito de aplicação do assistente	Não disponível	A disponibilidade depende do modelo do equipamento
Zoom ótico	Não disponível	X4 a X24
Iluminação sem sombras	Possível com alguns sistemas ligeiros	Possível
Flexibilidade/mobilidade de sistema	Bom	Não é bom
Ergonomia/trabalho Conforto	Pobres	Bom
Fácil de manusear	Bom	Difícil
Proteção contra a fadiga ocular	Baixa	Topo
Tempo de formação do cirurgião e do assistente	Mais curto	Curva de aprendizagem mais longa

Câmara/vídeo documentação	Impossível	Disponível consoante o modelo de equipamento
Custo de aquisição	1000-3300 USD	13000-1.00000 USD

As lupas também tendem a ocupar menos espaço no campo operatório e são menos susceptíveis de danificar um campo operatório limpo. As vantagens do microscópio operatório incluem um maior conforto ocular para o operador graças à ótica de visualização paralela do sistema Galileu, bem como a gama de ampliações variáveis, uma excelente iluminação de fibra ótica coaxial e inúmeros acessórios, tais como câmaras fotográficas e de vídeo para documentação de casos. As limitações das lupas são a falta de ampliação variável e a necessidade de uma fonte de luz individual. Com as lupas, cada refração superficial numa lente resulta numa perda de 4% da luz transmitida devido à reflexão, a não ser que existam revestimentos antirreflexo para contrariar esta situação, permitindo que a lente transmita a luz de forma mais eficiente. As lupas compostas e as lupas de prisma sem revestimentos protectores podem ter uma redução do brilho até 50%.

Tendo utilizado o microscópio durante vários anos, os autores acreditam que o microscópio cirúrgico oferece muitas vantagens em relação ao uso de lupas. A comparação entre a utilização de lupas e o microscópio cirúrgico é semelhante, na medida em que ambos permitem aos periodontistas realizar tarefas que seriam impossíveis sem uma melhor acuidade visual, mas as lupas não podem ser comparadas com a versatilidade e o conforto da utilização competente do microscópio cirúrgico.

CAPÍTULO 5: ERGONOMIA

A ergonomia é a ciência que aplica a teoria, os princípios, os dados e os métodos à conceção, a fim de otimizar o bem-estar humano e o desempenho global do sistema.

RUBRICAS OPERACIONAIS :

A posição operatória mais adequada para um determinado cirurgião é, de facto, uma combinação da posição da cabeça do doente, da posição do assistente, dos dispositivos de observação do assistente, da posição do cirurgião, da posição da cadeira dentária e da posição do microscópio. A dinâmica de cada uma destas divisões deve ser bem compreendida, de modo a obter posições cirúrgicas confortáveis para o doente, o assistente e o cirurgião.

1) Posição do doente :

Não devem ser poupados esforços para garantir o conforto do doente durante a operação. Para além de uma anestesia profunda, é necessário garantir que os músculos da cabeça e do pescoço não são esticados ou torcidos durante a operação.

O plano oclusal deve ser paralelo ao chão para a cirurgia mandibular e perpendicular ao chão para a cirurgia maxilar. A cabeça deve estar confortavelmente centrada ou ligeiramente virada na direção do cirurgião ou para longe dele.

2) Cadeira de dentista :

A cadeira dentária pode ser manobrada em diferentes posições. A cadeira é posicionada ligeiramente abaixo do operador para a cirurgia maxilar e ligeiramente acima do operador para a cirurgia mandibular. Isto permite ao clínico olhar para baixo, para o plano axial da raiz e para a superfície biselada dos dentes maxilares, e para cima, para o plano axial da raiz e para a superfície biselada dos dentes mandibulares.

3) Posição do microscópio :

A maioria dos cirurgiões prefere um microscópio operatório montado no teto. Os braços de suspensão suportam e posicionam o microscópio nas dimensões horizontal e vertical. Os acoplamentos de fricção permitem que o microscópio e os braços de suspensão sejam posicionados ao longo de um número infinito de eixos no espaço tridimensional. A inserção de um acoplamento inclinado de 135 graus entre o braço de montagem e a cabeça do microscópio proporciona eixos de movimento adicionais e maior versatilidade. A escolha dos binóculos é essencial para determinar a posição correcta do microscópio. Os binóculos estão disponíveis em tubos rectos, inclinados ou basculantes. Os binóculos de tubo reto permitem uma visão direta em ambos os arcos e tornam-se mais versáteis quando combinados com um acoplador inclinado ou variável de 135 graus. Embora os binóculos de tubo inclinado possam ser utilizados em cirurgia maxilar, oferecem a menor variabilidade e requerem a utilização de um microespelho e visão indireta em cirurgia mandibular. Os binóculos com um tubo basculante permitem uma variedade de posições entre o tubo basculante e o tubo reto. No entanto, podem proporcionar ao cirurgião um conforto postural adicional durante procedimentos que envolvam uma posição de pé prolongada. O cirurgião deve, por conseguinte, escolher a posição do microscópio e dos binóculos que lhe permita ter o acesso visual necessário para efetuar a operação e estar confortável do ponto de vista postural.

4) Posição do cirurgião :

O cirurgião deve utilizar um banco ajustável. As coxas do cirurgião devem estar paralelas ao chão para que os grandes grupos musculares estejam em repouso. Os braços do cirurgião devem estar relaxados e confortáveis. O cirurgião deve estar virado para o lado afetado do doente. Isto pode ou não significar que o cirurgião está sentado no lado afetado. Muitas vezes, o cirurgião pode obter o mesmo resultado pedindo ao doente que se vire ligeiramente para ele ou para o lado oposto.

5) Posição de assistente :

Uma microcirurgia bem concebida pode envolver três assistentes dentários. O primeiro assistente é o principal responsável pela aspiração e está normalmente sentado. O segundo assistente passa os instrumentos e está normalmente de pé. Este assistente está posicionado ao lado do lado dominante do cirurgião para facilitar a passagem dos instrumentos. O terceiro assistente actua como enfermeiro responsável e pode deixar o operador para ir buscar instrumentos ou equipamento adicional, se necessário. O terceiro assistente é também responsável pelas funções de vídeo e fotografia. É essencial uma boa comunicação entre o cirurgião e os assistentes. O primeiro assistente ou o assistente de secção deve ter um bom acesso visual ao campo operatório. Podem ser necessários ajustes posicionais para o cirurgião e os assistentes em determinados momentos da operação, dependendo da localização do dente a ser tratado.

6) Sistemas de observação de assistentes :
Na maioria das situações clínicas, o assistente pode escolher entre três dispositivos de observação. Os binóculos articulados do assistente, o ecrã LCD e os monitores de alta resolução.

Os binóculos articulados para assistentes permitem ao primeiro assistente ou ao assistente de aspiração ver a profundidade de campo e ter a mesma acuidade visual que o cirurgião. No entanto, são bastante dispendiosos e outra desvantagem é que, sempre que o doente move a cabeça, o cirurgião e o assistente têm de interromper momentaneamente a sua concentração e reposicionar o microscópio, o que demora algum tempo.

Os ecrãs LCD podem ser colocados em linha com a câmara de vídeo do microscópio e montados num braço giratório, de modo a poderem ser posicionados em frente do primeiro assistente, de frente para o campo operatório. As desvantagens incluem o custo e a incapacidade de ver a profundidade de campo.

O autor sugere a utilização de monitores de alta resolução devido à sua acessibilidade e praticidade, permitindo que os três assistentes tenham acesso visual à operação. Para maior comodidade, o monitor pode ser colocado num carrinho móvel com a impressora de vídeo e o gravador de vídeo.

VANTAGENS DOS MICROSCÓPIOS EM MEDICINA DENTÁRIA

A tríade microcirúrgica: Os microscópios operatórios oferecem três vantagens distintas ao clínico. Estas são :

1. Iluminação
2. Expansão e
3. Maior precisão na aplicação das técnicas cirúrgicas

Em conjunto, estas vantagens são conhecidas como a tríade microcirúrgica.

1)   Iluminação: Desde os primórdios da medicina dentária que os dentistas reconhecem a importância da luz na visualização do seu trabalho. A tecnologia de fibra ótica melhorou os métodos de focagem da luz em áreas específicas, que podem ser ligados a peças de mão, instrumentos ou lupas.

Johnson et al demonstraram que a iluminação/transiluminação por fibra ótica é benéfica para a remoção de depósitos em bolsas periodontais moderadas a profundas. A iluminação de fibra ótica é uma caraterística padrão dos microscópios cirúrgicos.

2) Ampliação :

O segundo elemento da tríade microcirúrgica pode ser alcançado através da utilização de lupas dentárias, mas apenas de forma limitada. As lupas dentárias foram introduzidas na medicina em 1876 por Saemisch, um médico alemão. Um médico que utilize lupas para ampliação beneficia das vantagens ergonómicas de uma maior distância de trabalho do objeto em observação e de uma melhor acuidade visual. Infelizmente,

Surgem alguns problemas à medida que a ampliação das lupas aumenta. Em primeiro lugar, o aumento do comprimento da lente de ampliação para obter uma maior ampliação aumenta o peso da lente. Em segundo lugar, torna-se cada vez mais difícil manter um campo de visão estável com as lupas. Isto deve-se ao facto de os movimentos intrínsecos dos músculos da cabeça e do pescoço afectarem a estabilidade do campo de visão. Como resultado, as lupas só podem oferecer um aumento limitado da acuidade visual.

Uma vez que os microscópios são externos ao corpo, os clínicos que os utilizam não são afectados pelo peso do instrumento nem pelas dificuldades associadas à manutenção de um campo de visão estabilizado e, ao mesmo tempo, os microscópios são capazes de factores de ampliação muito mais elevados.

3) Maior precisão :

É a sinergia de uma iluminação eficaz e de uma acuidade visual melhorada que melhora a precisão das competências clínicas, o terceiro componente da tríade microcirúrgica.

IDEIAS ERRADAS SOBRE O FUNCIONAMENTO DOS MICROSCÓPIOS :

1) **Ampliação:** Uma pergunta frequente é: qual é a potência do seu microscópio? A pergunta está relacionada com a potência utilizável. A potência utilizável é a ampliação máxima do objeto que pode ser utilizada numa determinada situação clínica em relação à profundidade de campo e ao campo de visão. À medida que a ampliação aumenta, a profundidade de campo diminui e o campo de visão torna-se mais estreito. Coloca-se então a questão de saber até que ponto pode ser utilizada a potência máxima. A ampliação superior a 30x, embora seja possível, é de pouca utilidade na cirurgia periapical. É extremamente difícil trabalhar com uma ampliação superior, porque o mais pequeno movimento do doente empurra continuamente o campo de visão e o foco para fora de foco. O cirurgião tem então de voltar a focar e focar constantemente o microscópio. Isto desperdiça muito tempo e cria uma tensão ocular desnecessária.

2) **Iluminação:** a quantidade de iluminação que um microscópio pode fornecer é limitada. Quanto maior for a ampliação, menor será a abertura efectiva do microscópio, o que limita a quantidade de luz que pode chegar aos olhos do cirurgião. Isto significa que quanto maior for a ampliação, mais escuro parecerá o campo cirúrgico. Para além disso, se o microscópio estiver equipado com um divisor de feixe, há menos luz disponível para os adaptadores fotográficos e binóculos auxiliares. É importante ter este facto em conta quando se produzem fotografias. A fita de vídeo é muito mais sensível do que a película fotográfica e pode ser gravado um vídeo excelente sem luz adicional.

3) **Perceção de profundidade:** Antes de poder efetuar uma cirurgia com um microscópio operatório, o médico deve sentir-se à vontade para receber um instrumento do assistente e colocá-lo entre o microscópio e o campo operatório. A formação em perceção de profundidade e orientação para o microscópio é raramente utilizada. Regra geral, o médico deve reorientar-se em relação ao microscópio antes de iniciar cada procedimento cirúrgico.

4) **Acesso:** O microscópio cirúrgico não melhora o acesso ao campo operatório. Se o acesso é limitado para a cirurgia convencional, é-o ainda mais quando o microscópio é colocado entre o cirurgião e o campo operatório. A melhoria espetacular da visão permite tratar os casos com um maior grau de confiança.

5) **Conceção e sutura de** retalhos: A reflexão e a sutura de retalhos de tecidos moles não são procedimentos de grande ampliação. Embora o microscópio possa ser utilizado com baixa ampliação, a sua utilização nestas aplicações oferece poucas vantagens. O microscópio operatório é recomendado principalmente para osteotomias, curetagem, apicectomia, preparação apical, recobrimento e documentação.

CAPÍTULO 6: INSTRUMENTOS DE MICROCIRURGIA PERIODONTAL

A orientação altamente precisa e controlada dos instrumentos cirúrgicos é essencial na cirurgia periodontal, particularmente quando são efectuados procedimentos microcirúrgicos. Por conseguinte, os instrumentos cirúrgicos devem ter pegas arredondadas antiderrapantes para permitir uma rotação segura entre os dedos com melhor controlo motor fino, nomeadamente o polegar, o indicador e o dedo médio, o que é essencial para produzir movimentos coordenados pequenos e precisos. Além disso, os instrumentos devem ser suficientemente longos (pelo menos 18 cm) para serem segurados com firmeza pelos dedos polegar, indicador e médio, numa pega em forma de caneta. As pegas devem também ser bem equilibradas: uma ligeira sobrecarga facilita o trabalho de precisão.

MACRO-INSTRUMENTOS PARA CIRURGIA PERIODONTAL

Uma vez que os instrumentos macrocirúrgicos têm por vezes de ser utilizados para procedimentos microcirúrgicos em cirurgia plástica e estética periodontal e cirurgia de implantes, é apresentado um conjunto especial de instrumentos macrocirúrgicos para cirurgia periodontal geral.

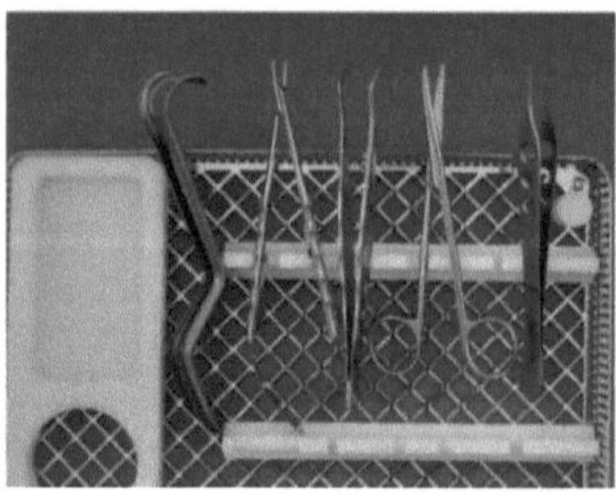

Da esquerda para a direita) I. Retractor de bochecha Minnesota 2. Suporte de agulha Castroviejo

3. Pinças de dissecação 4. Tesouras cirúrgicas 5. Pinças cirúrgicas

Estes instrumentos foram concebidos com dois objectivos em mente: satisfazer os requisitos específicos da cirurgia periodontal e reduzir o número de instrumentos tanto quanto possível. As pontas intercambiáveis dos instrumentos são feitas de aço cirúrgico para uma dureza óptima, e os seus cabos são feitos de titânio para uma maior leveza.

CONJUNTO DE MICRO-INSTRUMENTOS PARA MICROCIRURGIA PERIODONTAL

Os instrumentos utilizados na microcirurgia periodontal são basicamente os mesmos que os utilizados na cirurgia periodontal convencional, mas embora sejam mais finos e mais pequenos, têm de ser suficientemente fortes para manipular eficazmente o tecido gengival, que pode ser relativamente duro.O aço inoxidável é o material de eleição para os instrumentos microcirúrgicos, uma vez que oferece um maior grau de dureza e flexibilidade. Ao adquirir instrumentos para microcirurgia periodontal, o médico deve escolher apenas porta-agulhas e fórceps com mandíbulas lisas. O sangue adere facilmente às inserções ou cristas de diamante, o que pode dificultar a preensão segura de suturas muito finas e aumentar o risco de danificar ou partir as suturas delicadas utilizadas na microcirurgia. As pastilhas de carboneto liso provaram ser uma excelente escolha. Os vários componentes de um instrumento microcirúrgico são descritos em pormenor a seguir

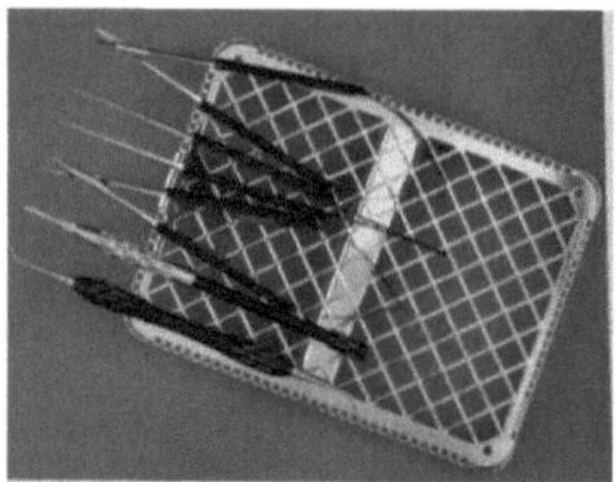

O conjunto de instrumentos mamadent Micro (de cima para baixo) l. Tesoura microcirúrgica com mola 2. Pinça microcirúrgica combinada 3. Suporte de agulha microcirúrgica

4. Punho de bisturi microcirúrgico 5.papillae lift

CABO DE BISTURI MICROCIRÚRGICO

O cabo de um bisturi microcirúrgico deve ter asas arredondadas para que o cirurgião possa trabalhar em segurança e com a precisão adequada. A lâmina microcirúrgica é inserida no conetor na parte superior do cabo e bloqueada por um mecanismo rotativo na extremidade do instrumento.

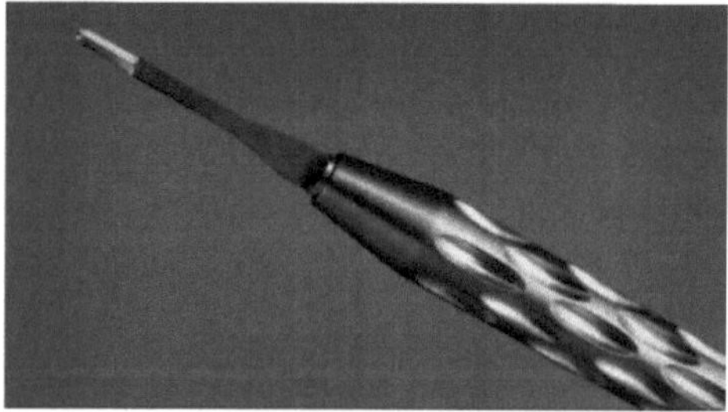

Particularmente no caso de incisões intra-escapulares, é muito difícil fazer uma incisão precisa com lâminas de bisturi concebidas para cirurgia convencional.

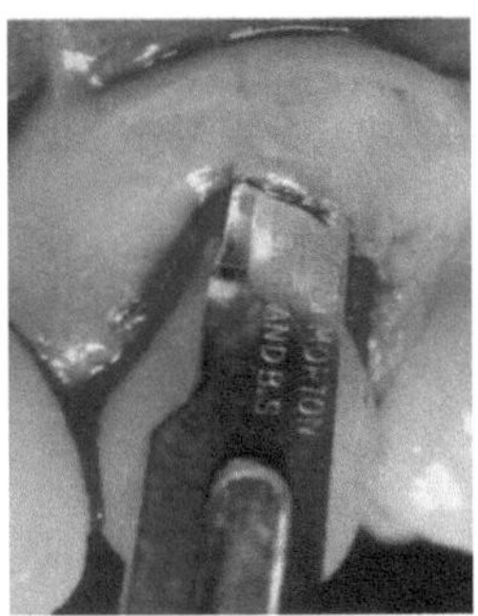

Assim, foram desenvolvidas lâminas microcirúrgicas com pontas arredondadas e lâminas que cortam em todas as direcções. São também adequadas para incisões em zonas de difícil acesso, como os espaços interdentários.

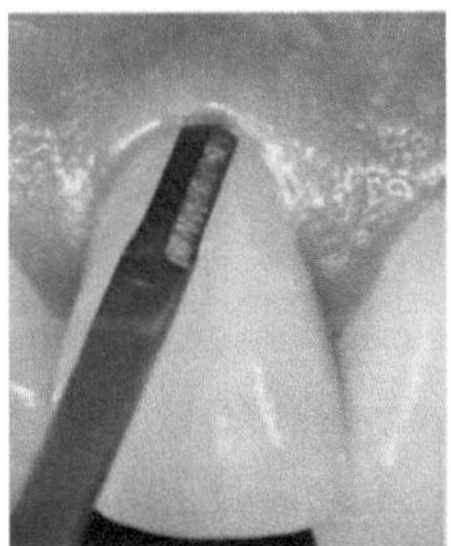

A utilização de lâminas microcirúrgicas dobráveis também pode ser útil em situações específicas.

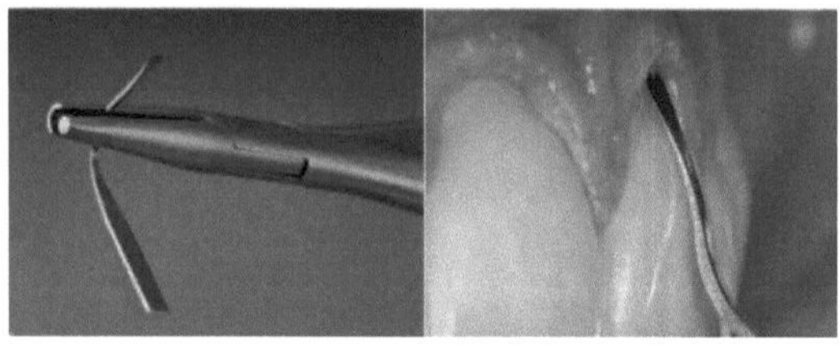

PINÇAS MICROCIRÚRGICAS COMBINADAS

As pinças de dissecação são os instrumentos mais utilizados em microcirurgia. Existem numa variedade de formas e tamanhos. As pinças de dissecção rectas com pontas finas satisfazem os requisitos da cirurgia plástica, estética, periodontal e de implantes. Como já foi referido, as mandíbulas da pinça devem ter extremidades lisas para permitir ao cirurgião fazer nós com suturas muito finas sem danificar o fio ao agarrá-lo com a pinça. A pinça de dissecação é segurada na mão não dominante quando o médico está a fazer os nós. As pontas das pinças devem estar separadas 1 a 2 mm quando seguradas com folga na mão. Não deve ser necessário exercer grande força para fechar a pinça. As mandíbulas da pinça devem estar perfeitamente alinhadas quando fechadas.

No terço inferior da pinça é colocada uma pequena haste de guia para orientar o fecho das pontas de madeira. As mandíbulas da pinça devem fechar-se numa distância de 1 a 3 mm sob pressão moderada do dedo indicador e do polegar. Aquando da colocação de suturas, é frequentemente necessário agarrar o tecido com uma pinça cirúrgica para facilitar a passagem da agulha através do retalho. Foram desenvolvidas pinças cirúrgicas e pinças de dissecção combinadas para permitir ao cirurgião efetuar ambas as fases do trabalho sem mudar de instrumentos. As pinças combinadas são essencialmente pinças de dissecção com mandíbulas semelhantes às das pinças cirúrgicas. Quando se exerce uma ligeira pressão sobre as pernas da pinça, as mandíbulas da parte que se assemelha à pinça cirúrgica fecham-se, enquanto as pernas da parte reta que se assemelha à pinça de dissecção permanecem abertas.

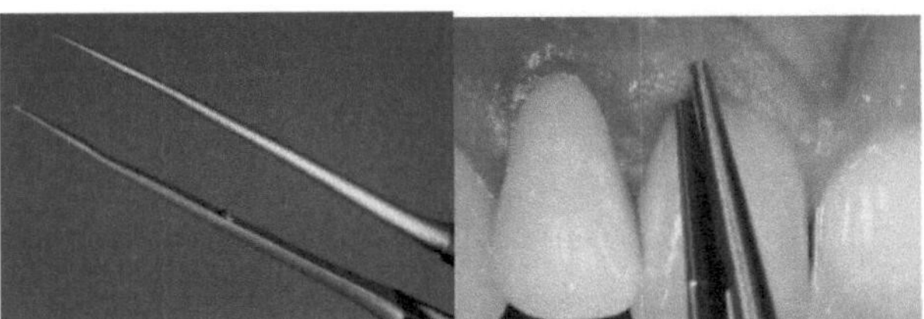

TASTE BUD LIFT

O Elevador de Papila é um micro-elevador periosteal utilizado para elevar retalhos. Tem uma forma semi

pontas de trabalho afiadas, em forma de disco, de vários tamanhos, concebidas para uma utilização traumática.

dissecção de estruturas de tecidos finos, particularmente na área interdental

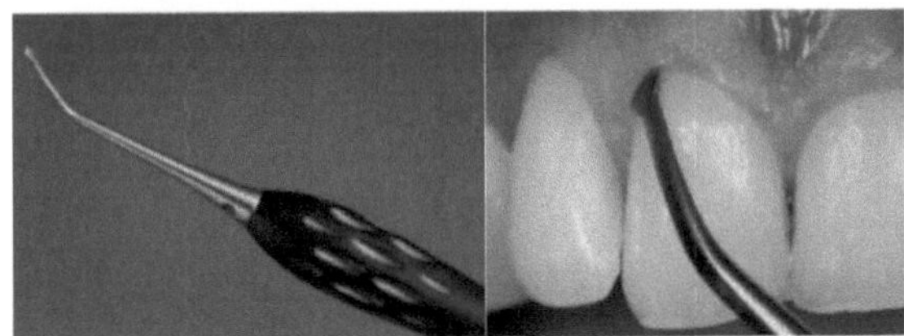

SUPORTE DE AGULHA MICROCIRÚRGICA

Uma vez que são utilizadas agulhas de diferentes tamanhos na microcirurgia periodontal, o porta-agulhas microcirúrgico tem de ser concebido para agarrar agulhas muito finas a finas. Deve também ser suficientemente fino para aceder às áreas interdentais. Tal como acontece com os fórceps combinados, o porta-agulhas microcirúrgico deve ter mandíbulas lisas para permitir que os nós sejam feitos de forma simples e controlada sem danificar a sutura. Na microcirurgia convencional, são normalmente utilizados porta-agulhas sem fecho, uma vez que a abertura e o fecho de um porta-agulhas com fecho podem levar a um movimento descontrolado e indesejável da ponta de trabalho. A agulha pode ser seguramente agarrada e avançada por movimentos rotativos controlados através do tecido gengival duro sem que o cirurgião tenha de exercer demasiada pressão sobre as pegas do porta-agulhas.

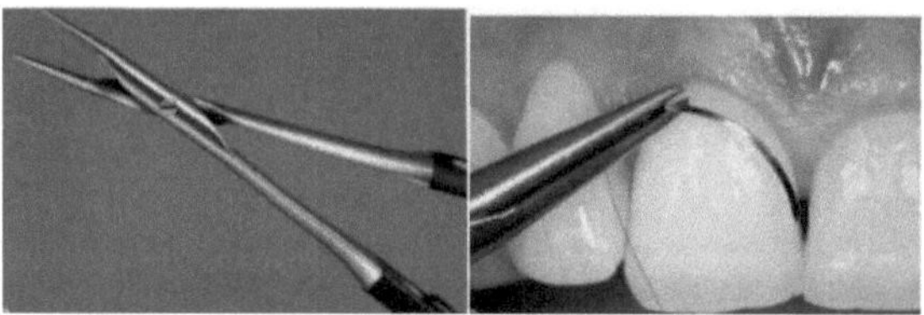

TESOURAS MICROCIRÚRGICAS

As tesouras microcirúrgicas curvas com pontas afiadas provaram ser ideais para aplicações de microcirurgia periodontal. São utilizadas principalmente para cortar suturas e, por vezes, são utilizadas para o corte controlado de tecidos moles. As tesouras microcirúrgicas também possuem um cabo arredondado concebido para facilitar os movimentos de rotação.

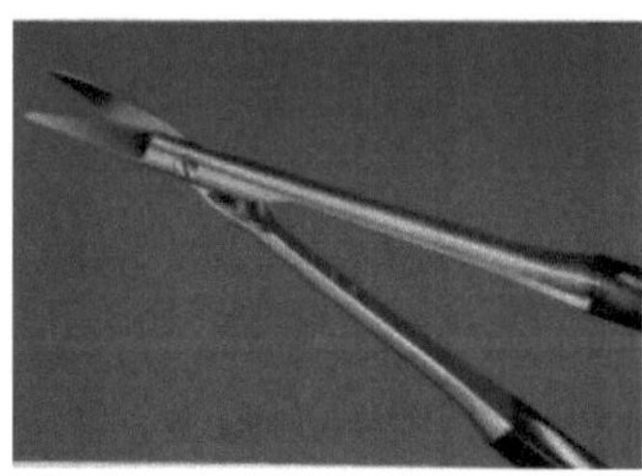
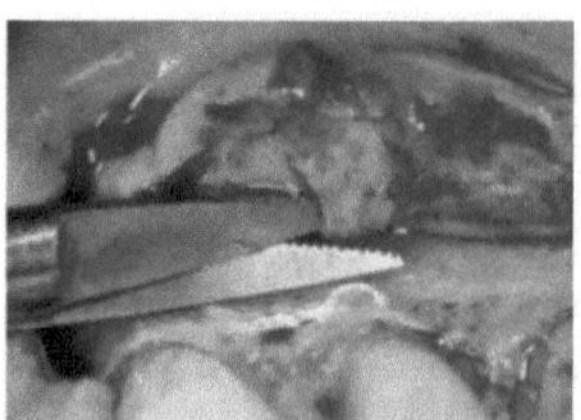

Foram efectuadas alterações à geometria e à transmissão de força nos lábios de trabalho do instrumento para facilitar ainda mais a preensão de agulhas e suturas com segurança e precisão.

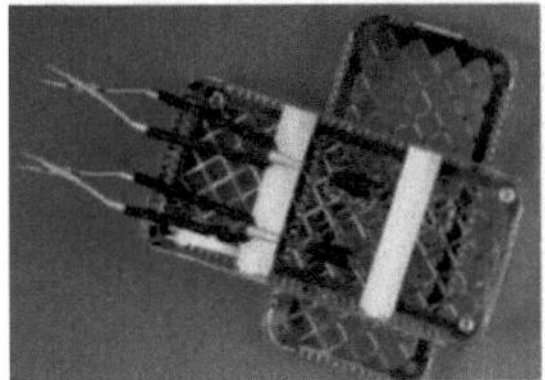 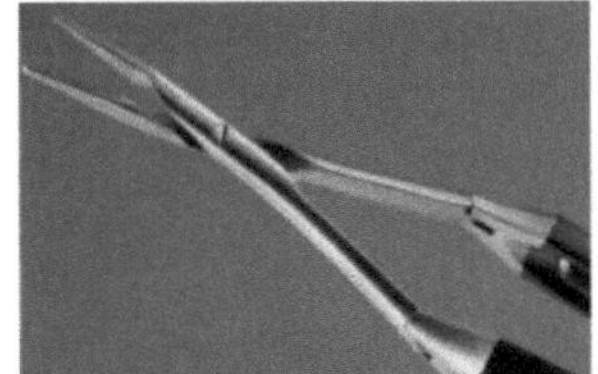

FACA DE TÚNEL

São necessários instrumentos especiais para realizar técnicas cirúrgicas avançadas, como a técnica do túnel de elevação do retalho sem incisões de libertação vertical. O osso alveolar bucal e a mucosa sobrejacente são curvos, enquanto a maioria dos instrumentos cirúrgicos e lâminas de bisturi são rectos. Por conseguinte, a utilização de instrumentos convencionais para criar retalhos de espessura parcial utilizando a técnica do túnel nesta região acarreta um risco considerável de perfuração do retalho.

A utilização de instrumentos de dissecação ligeiramente curvos pode ajudar a reduzir o risco de perfuração nestes casos. As facas de túnel patenteadas com esta curvatura foram especialmente concebidas para estas situações. Duas lâminas grandes, semelhantes a placas, de diferentes tamanhos, estão localizadas nas extremidades da faca. O instrumento é utilizado com a extremidade afiada contra o periósteo ou o osso e a extremidade romba contra os tecidos moles. A Tunnel Knife I tem uma lâmina angulada e foi concebida para ser utilizada na maioria dos locais. A Tunnel Knife II é reta e foi concebida para ser utilizada em locais com uma faixa muito larga de gengiva queratinizada. Para garantir uma elevação segura e atraumática dos retalhos de espessura parcial, a faca de túnel deve ser sempre afiada antes da cirurgia.

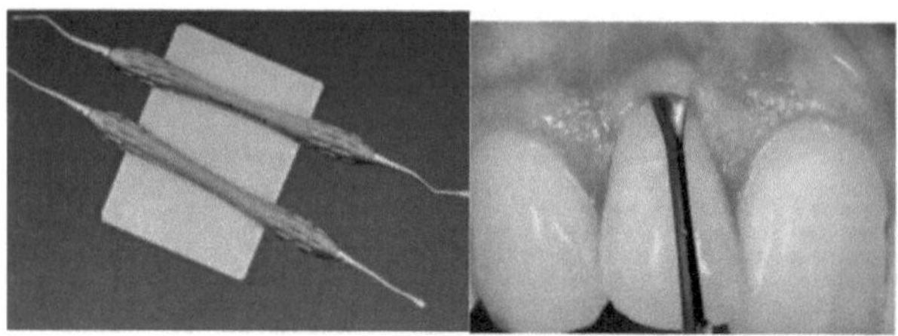

MATERIAIS DE SUTURA

Diferentes procedimentos cirúrgicos requerem a utilização de diferentes materiais de sutura. As propriedades físicas e químicas do material de sutura têm de ser adaptadas às tensões mecânicas e biológicas esperadas na ferida. Os materiais de sutura utilizados na microcirurgia periodontal têm de cumprir uma série de requisitos físicos, incluindo uma elevada resistência à tração e ao rasgamento, boas características de atadura e elevada segurança do nó. Além disso, os materiais de sutura têm de ter uma superfície que facilite a passagem atraumática através do tecido sem causar capilaridade, de modo a minimizar a resposta imunitária no tecido afetado. A capilaridade é o processo pelo qual

Os materiais de sutura, especialmente os que têm fibras multifilamentares, atraem fluidos e microrganismos para a ferida como o pavio de uma vela. É por esta razão que são também conhecidos como o efeito pavio. Finalmente, os materiais de sutura absorvíveis têm de ter um tempo de absorção definido.

TIPOS DE MATERIAL DE SUTURA

Os materiais de sutura podem ser classificados de acordo com a origem das suas matérias-primas (naturais ou sintéticas), a sua capacidade de desintegração nos tecidos (absorvíveis ou não absorvíveis) e a sua estrutura (monofilamentos ou multifilamentos).

As suturas monofilamentares são constituídas por um único fio de material, enquanto as suturas multifilamentares são constituídas por vários fios de material entrançados entre si. As suturas não absorvíveis são geralmente preferidas às suturas absorvíveis, uma vez que estas últimas induzem sempre reacções inflamatórias no tecido quando se desintegram. Se for necessário utilizar suturas absorvíveis, estas devem ser preferencialmente feitas de materiais sintéticos. Em comparação com as suturas feitas de materiais naturais, as suturas feitas de materiais sintéticos causam menos inflamação quando se desintegram. O Serafit, uma sutura feita de ácido poliglicólico, provou ser um produto sintético adequado. As suturas Serafit tamanho 6-0 têm um tempo de absorção de 60 a 90 dias. As suturas não reabsorvíveis caracterizam-se pela sua elevada compatibilidade com os tecidos. Em comparação com as suturas multifilamentares, as suturas não-absorvíveis monofilamentares causam muito menos capilaridade, mas são mais rígidas e, por conseguinte, têm características de atadura e segurança do nó mais fracas. Os materiais de sutura de seralene oferecem um bom compromisso entre as características de capilaridade e de formação de nós. São suturas de monofilamento sintético feitas de fluoreto de polivinilo, o que as torna muito compatíveis com os tecidos. As suturas de Seralene 6-0 e 7-0 têm boas características de atadura e uma rigidez relativamente baixa. No entanto, é necessária uma técnica de nó precisa para um fecho seguro da sutura quando são utilizadas suturas monofilamentares.

As suturas de politetrafluoroetileno expandido (c-PTFE) são um tipo especial de sutura não tecida.

sutura absorvível

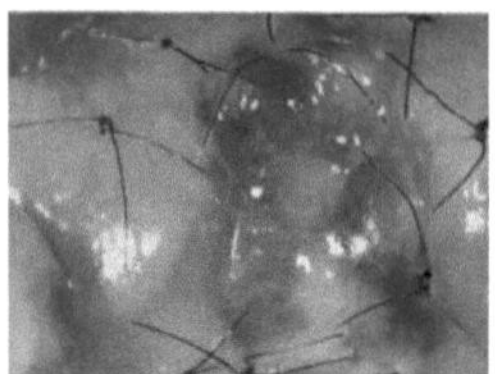

As suturas de e-PTFE são suturas de monofilamento com bolsas de ar incorporadas no material. A sua compatibilidade com os tecidos é excelente, mas a sua porosidade (50-60% de conteúdo de ar) resulta numa elevada capacidade de inchaço, tornando as suturas de e-PTFE propensas à colonização da superfície da sutura por biofilme bacteriano. Estas são desvantagens importantes, mas o e-PTFE também tem vantagens significativas, tais como excelentes características de deslizamento. Por conseguinte, os materiais de sutura Gore-Tex CV-5 podem ser recomendados como materiais padrão para aplicações de sutura macrocirúrgica na cirurgia periodontal moderna.

A Farmacopeia Europeia (EP) fornece um sistema normalizado de classificação do tamanho da sutura, no qual o tamanho se refere ao diâmetro da sutura. A classificação da EP baseia-se no sistema métrico e o diâmetro é indicado em unidades de 0,1 mm na escala métrica. No sistema EP, o diâmetro de uma sutura de tamanho 1 situa-se entre 0,1 00 e 0,1 49 mm. Embora o tamanho da sutura impresso na etiqueta indique o diâmetro mínimo da rosca, o diâmetro real da rosca encontra-se normalmente no limite superior do intervalo de tolerância. Os tamanhos de sutura habitualmente utilizados, como 5-0, 6-0 e 7-0, baseiam-se no sistema da Farmacopeia dos Estados Unidos (USP). Para manter a uniformidade, a USP também adoptou o sistema de classificação métrica.

Os tamanhos métrico e USP estão impressos nos rótulos da maioria das embalagens de sutura.

AGULHAS CIRÚRGICAS

As agulhas microcirúrgicas devem ser altamente resistentes à flexão, de modo a não se deformarem ao atravessar tecidos duros. Devem também ser suficientemente dúcteis para não se partirem quando sobrecarregadas. O material que melhor satisfaz estes requisitos é o aço inoxidável de alta qualidade, normalmente revestido com níquel ou crómio para facilitar o polimento.

As agulhas curvas são mais fáceis de manusear em espaços confinados e orientam a trajetória da sutura de tal forma que, quando as extremidades do fio são puxadas, é possível obter a aposição dos bordos da ferida com uma tendência para a eversão. As agulhas rectas, por outro lado, conduzem à inversão dos bordos da ferida, o que deve ser evitado na cirurgia periodontal. Ao colocar suturas interdentais, deve ser possível inserir a agulha através de um espaço interdental numa única passagem. Isto requer a utilização de agulhas mais longas, particularmente na região dos molares. Consequentemente, as agulhas com uma curva de 3/8 ou 1/2 e um comprimento de arco de 8 a 15 mm são preferidas para a cirurgia periodontal.

As agulhas de corte com uma secção transversal triangular provaram ser eficazes na microcirurgia periodontal. Apenas o terço anterior (ponta) da agulha deve ser afiado, e o terço médio (eixo) deve ser achatado para uma melhor retenção no porta-agulhas. As agulhas de corpo redondo não são recomendadas, uma vez que se dobram mais facilmente e são mais difíceis de atravessar o tecido periodontal. As agulhas de sutura atraumáticas com um corpo curvo e uma ponta de corte triangular provaram ser eficazes na cirurgia plástica periodontal e de implantes.

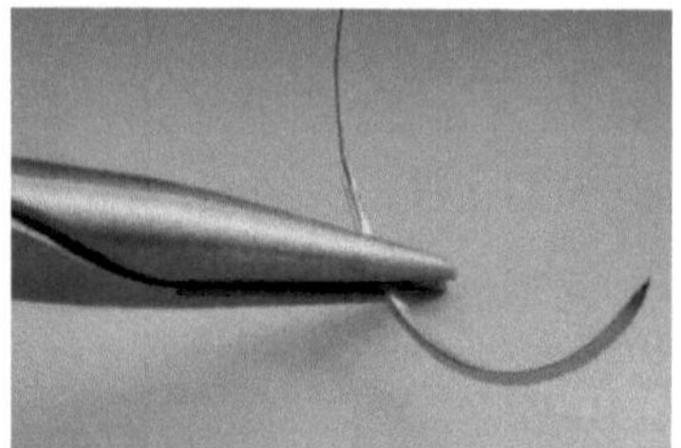

A junção entre a agulha e a linha é outro fator importante. As agulhas convencionais são reutilizáveis e têm um olho através do qual o fio é inserido. O olho da agulha e o fio duplo que passa por ele produzem uma impressão de sutura relativamente grande, resultando num trauma considerável do tecido. Para resolver este problema, foram desenvolvidas agulhas de sutura atraumáticas. Ao contrário das agulhas convencionais, a sutura é colada ou soldada à extremidade romba da agulha de sutura atraumática, criando uma junção suave entre a agulha e a sutura. Uma vez que se trata de agulhas descartáveis concebidas para uma única utilização, estão sempre novas e afiadas. Por conseguinte, a utilização de agulhas de sutura atraumáticas reduz consideravelmente o traumatismo dos tecidos. Tudo indica que a utilização de agulhas de sutura atraumáticas é benéfica para a cirurgia periodontal, especialmente quando são efectuados procedimentos microcirúrgicos.

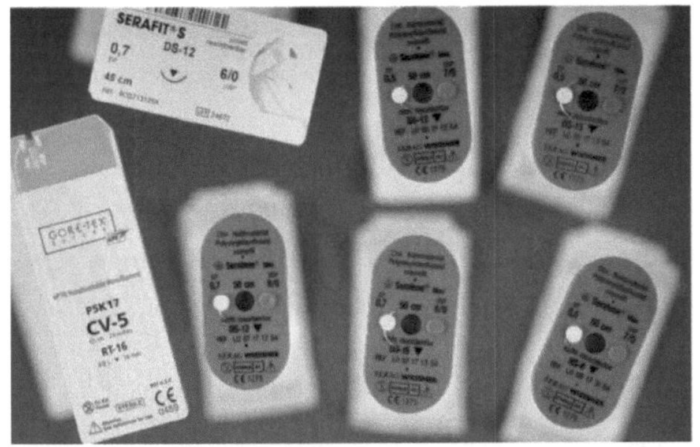

VANTAGENS DOS MICROSCÓPIOS EM PERIODONTIA :

O microscópio operatório, como qualquer ampliação, melhora a acuidade visual. Isto leva a :

1) Maior precisão na execução das técnicas cirúrgicas, resultando em incisões mais precisas utilizando instrumentos mais pequenos, menos traumatismos e uma cicatrização pós-operatória mais rápida.

2) Reposicionamento preciso dos tecidos utilizando agulhas e suturas mais pequenas.

3) Melhor visualização das superfícies radiculares, permitindo uma remoção mais definitiva do tártaro e um melhor alisamento da superfície radicular.

Instrumentos mais pequenos :

O valor fundamental da microcirurgia é a aplicação de instrumentos microcirúrgicos para reduzir o traumatismo dos tecidos. Os instrumentos microcirúrgicos são muito mais pequenos, frequentemente dez vezes mais pequenos, e existem vários tipos de facas oftálmicas. Existem vários tipos de facas oftálmicas, tais como a faca crescente, a faca lamelar, a faca de esclerótica e a faca de colher, que podem ser utilizadas em periodontia. As facas oftálmicas oferecem a dupla vantagem da extrema nitidez e de um campo operatório mínimo, com menos feridas e menos hemorragia. Como as facas oftálmicas são quimicamente gravadas em vez de afiadas, as suas lâminas mais afiadas produzem bordos de ferida mais precisos. Esta técnica melhorada reduz o traumatismo dos tecidos e promove uma cicatrização mais rápida. Os instrumentos microcirúrgicos têm características de design subtis para atingir o seu objetivo. Os seus cabos têm um diâmetro de secção transversal redondo para facilitar os movimentos de rotação utilizando o punho de precisão. São feitos de titânio para reduzir o peso, evitar a magnetização e permitir um manuseamento fiável de agulhas, suturas e tecidos.

São fabricadas com tolerâncias elevadas sob ampliação e são resistentes à deformação devido à utilização repetitiva e aos ciclos de esterilização. Em comparação com as 15 lâminas padrão habitualmente utilizadas em periodontia, o tamanho reduzido das facas oftálmicas facilita o trabalho cirúrgico. A faca em forma de meia-lua pode ser utilizada para procedimentos intrasulculares. Esta faca foi concebida com um bisel unilateral e mede 8,4 mm x 3,7 mm. Pode ser utilizada em procedimentos de enxerto de tecido conjuntivo para fazer um túnel, preparar o local recetor ou colher o enxerto do dador. A faca de colher é frequentemente utilizada para efetuar sangramentos na região sulcular lateral, em preparação para a colocação de enxertos de tecido conjuntivo. Esta faca é também biselada lateralmente, permitindo-lhe passar através do tecido adjacente ao osso.

Para além das facas oftálmicas, foram concebidos vários outros instrumentos para utilização ao microscópio operatório. A utilização destes pequenos instrumentos sob ampliação permite aos cirurgiões aperfeiçoar os seus movimentos e melhorar as suas capacidades cirúrgicas.

Visualização melhorada das raízes :

Lindhe e colegas sugeriram que um fator determinante no sucesso da terapia periodontal é a profundidade do desbridamento da superfície radicular e não a escolha da modalidade de enxerto. Um resumo dos trabalhos que compararam a quantidade de cálculo residual nas superfícies radiculares tratadas com destartarização e preparação radicular mostrou que o cálculo residual era menor nas superfícies tratadas com acesso cirúrgico (14-24%) do que nas tratadas sem acesso cirúrgico (17-69%). Neste tipo de estudo, a estereomicroscopia é utilizada para avaliar as superfícies radiculares quanto à presença de cálculo residual.

Os dados mostram que o acesso cirúrgico visual melhora significativamente a capacidade do operador para remover o cálculo. Além disso, a investigação mostra que a preparação da raiz é melhorada quando efectuada sob iluminação. Atualmente, não existem estudos que indiquem se a ampliação pode melhorar a eficiência da remoção do cálculo periodontal. Como a estereomicroscopia é utilizada para avaliar o cálculo residual num dente extraído, parece lógico que um microscópio cirúrgico possa melhorar a capacidade do operador para ver e remover o cálculo in vivo.

CAPÍTULO 7: APLICAÇÕES NA CIRURGIA PERIODONTAL

O objetivo da cirurgia periodontal sempre foi o de reduzir ou eliminar a degeneração associada à doença periodontal progressiva. Para atingir este objetivo, o acesso ao defeito periodontal para desbridamento é uma parte integrante da terapia cirúrgica. A principal diferença entre a abordagem minimamente invasiva e as abordagens mais tradicionais à regeneração é a utilização de incisões muito mais pequenas para obter acesso cirúrgico e desbridar o defeito periodontal antes de colocar o enxerto ósseo e a membrana.

1) *Estudos de casos* :

Um local ideal para o enxerto ósseo MIS é um defeito isolado, normalmente interproximal, que não se estende significativamente para além do local interproximal. Outro local bem adequado para esta técnica é um defeito periodontal que confina com uma área edêntula. Defeitos ósseos horizontais generalizados ou múltiplos defeitos ósseos verticais interligados são contra-indicados para a técnica MIS e são melhor tratados por abordagens cirúrgicas mais tradicionais. A técnica MIS pode ser utilizada para pacientes com múltiplos defeitos isolados que são tratados como vários locais separados num único quadrante.

a. Cirurgia :

Incisão :

As incisões para MIS são concebidas para preservar o máximo de tecido mole possível. As incisões intra-sulculares são feitas primeiro nos dentes adjacentes ao defeito.

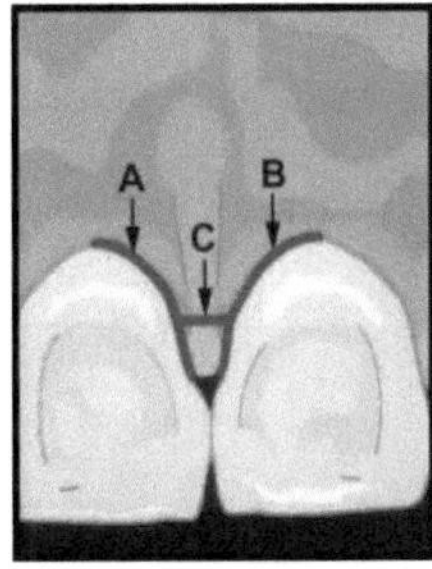

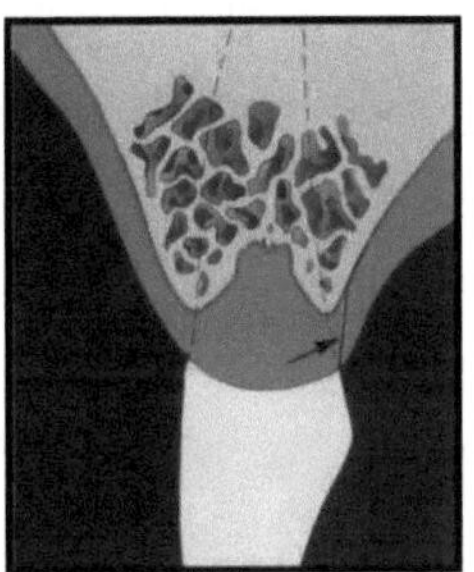

Estas incisões devem ser separadas e não contínuas através do tecido interproximal, como é o caso na maioria dos outros procedimentos de cirurgia periodontal. O facto de estas incisões não serem contínuas significa que mais tecido papilar interproximal e a altura do tecido podem ser preservados. As duas incisões intrasulculares são unidas por uma única incisão horizontal colocada a 2-3 mm da crista da papila. Em áreas estéticas, esta incisão horizontal é geralmente colocada na superfície palatina da papila. Nas zonas não estéticas, pode ser colocada quer por vestibular quer por lingual. Isto permite preservar a forma da papila e cobrir o local do enxerto com um retalho de tecido mole.

b. Reflexão do tecido e elevação do retalho :

O tecido/ retalho é levantado utilizando apenas uma dissecção fina. A dissecção fina é efectuada com facas Orban que foram remodeladas para um terço a um quarto do seu tamanho original. Com cuidado, o tecido papilar pode ser desbastado até uma espessura de 2 a 3 mm e podem ser reflectidos pequenos retalhos. Na parte anterior da boca, pode ser utilizada uma faca cirúrgica de plástico descartável para o mesmo fim. Estas lâminas descartáveis têm a vantagem de serem muito afiadas, mas não têm a rigidez necessária para permitir a reflexão da papila.

Acredita-se que a utilização de uma dissecção fina minimiza o trauma do retalho e preserva grande parte do fornecimento de sangue aos tecidos moles, o que provavelmente explica a melhor cicatrização dos tecidos moles e a minimização das alterações pós-operatórias dos tecidos moles na técnica MIS.

c. ***Desbridamento :***

A pequena abertura cirúrgica do MIS limita a instrumentação que pode ser usada para remover o tecido de granulação e desbridar a superfície da raiz. O sucesso da MIS requer instrumentação especializada e a utilização de instrumentos tradicionais de uma forma diferente do que no passado. A remoção do tecido de granulação em MIS é muito diferente da cirurgia periodontal tradicional. Após uma reflexão mínima do retalho, grande parte do tecido de granulação pode ser removido com curetas cirúrgicas utilizadas da mesma forma que uma colher cirúrgica. Isto significa que a ponta da cureta é inserida verticalmente no defeito, com a haste mantida paralela ao longo eixo do dente e a ponta utilizada para remover o tecido de granulação, em vez de a extremidade de trabalho ser mantida contra a superfície da raiz e a haste horizontal ao longo eixo do dente. Embora algum tecido de granulação possa ser removido com os raspadores de ultra-sons, a sua principal ação consiste em fragmentar o tecido de granulação remanescente em fragmentos mais pequenos.

O desbridamento e alisamento da superfície radicular é efectuado de forma semelhante ao planeamento radicular fechado, utilizando um raspador ultrassónico ou curetas Gracey, como explicado acima. O planeamento radicular final e o alisamento são realizados utilizando uma broca de acabamento cirúrgico de alta velocidade e um instrumento mecânico de remoção de tecido de granulação para remover fragmentos de raiz.

d. Colocação do material de enxerto :

A preparação da superfície da raiz e a colocação do material de enxerto no defeito são idênticas à técnica tradicional. No entanto, aqui a precisão é melhorada através de um melhor registo visual. O enxerto ósseo compactado é coberto com um pequeno pedaço de malha cirúrgica. É utilizada uma malha muito pequena e não se tenta cobrir a margem óssea nua ou estender a malha vários milímetros para além do bordo do defeito, como nas técnicas convencionais. A aplicação microcirúrgica estabiliza o material de enxerto e evita que partes do material de enxerto saiam através da incisão.

e. Fecho da ferida :

Os retalhos serão fechados utilizando uma abordagem de sutura de dois níveis. Um colchão de suturas horizontais ou verticais profundas para remover a tensão residual dos bordos do retalho e suturas simples mais superficiais para o encerramento passivo dos bordos da ferida na área da papila interdentária. Para um encerramento ótimo da ferida, são geralmente utilizadas suturas simples de polipropileno de 4-0 a 8-0. O penso periodontal não é utilizado por rotina nas microcirurgias. Os cuidados pós-operatórios incluem enxaguamento duas vezes por dia com clorohexidedigluconato a 0,2% durante 4 semanas e cobertura antibiótica durante 1 semana. A higiene oral mecânica não é permitida nas áreas cirúrgicas durante o período de cicatrização.

Num estudo, **Stephen K. Harrel et al** analisaram retrospetivamente os resultados da cirurgia regenerativa utilizando uma abordagem cirúrgica minimamente invasiva (MIS) em 194 locais em 87 pacientes (44 mulheres e 43 homens). A melhoria média da profundidade de sondagem foi de 4,58 mm e do nível de inserção de 4,87 mm após um tempo médio de cicatrização de 21,7 meses. A margem gengival pós-cirúrgica era igual ou inferior a 1 mm da junção cemento-esmalte em 58% dos locais tratados. Concluiu-se que a abordagem cirúrgica minimamente invasiva ao enxerto ósseo deu resultados equivalentes às abordagens cirúrgicas mais tradicionais que utilizam incisões mais longas e maior reflexão.

Watchel H et al. também estudaram o efeito clínico do retalho de acesso microcirúrgico e do tratamento com derivado da matriz do esmalte (Emdogain), com o objetivo de avaliar a cicatrização precoce de defeitos sub-ósseos, e demonstraram que ambas as modalidades de tratamento, utilizando o procedimento de retalho microcirúrgico, alcançaram uma elevada percentagem de encerramento primário do retalho e uma apresentação máxima dos tecidos. A combinação com a aplicação de Emdogain foi superior ao retalho de acesso microcirúrgico isolado em termos de redução da profundidade da bolsa de sondagem e de ganho no nível de fixação clínica.

CAPÍTULO 8: APLICAÇÕES NA CIRURGIA MUCOGENGIVAL

A cirurgia plástica periodontal, no sentido atual do termo, inclui procedimentos para aumentar as dimensões do tecido gengival para obter cobertura radicular, para aumentar a crista edêntula, para eliminar franjas aberrantes, prevenir o colapso do rebordo associado à extração dentária nos casos em que a cicatrização sem assistência resultaria numa morfologia deficiente do rebordo, alongar a coroa clínica para fins de restauração, expor dentes não erectos para tratamento ortodôntico e restaurar papilas interdentárias perdidas esteticamente importantes. Todos estes procedimentos são sensíveis à técnica e ao operador e, por conseguinte, tendem a apresentar resultados terapêuticos variáveis. Uma forma de obter resultados mais consistentes na cirurgia plástica mucogengival ou periodontal é utilizar técnicas microcirúrgicas e formação para alcançar os resultados desejados.

Correção da recessão gengival :

A maioria dos periodontistas considerou que a recessão gengival era um problema estético significativo. Era difícil restaurar a função e a aparência normais através de meios cirúrgicos convencionais. Os procedimentos mucogengivais tradicionais aumentam geralmente as dimensões gengivais entre a margem gengival e a junção mucogengival, bem como a espessura dos tecidos marginais. No entanto, o ponto final definido de um tratamento bem sucedido não foi alcançado. Uma vez familiarizados com a classificação de Miller da recessão marginal e com as modalidades cirúrgicas tradicionais, a microcirurgia periodontal provou ser um meio eficaz de melhorar a previsibilidade dos procedimentos de transplante gengival utilizados para tratar recessões com menos trauma e desconforto operatório. A técnica microcirúrgica torna altamente previsível o recobrimento radicular completo em recessões de tecido marginal de classe I e II, utilizando uma variedade de procedimentos. Os autores acreditam que os resultados de recobrimento radicular parcial alcançados em recessões marginais de classe III e IV com a cirurgia convencional também podem ser muito melhorados com o uso da microcirurgia.

De acordo com o documento de posição da Academia Americana de Periodontologia sobre a terapia mucogengival, os requisitos estéticos, juntamente com a redução da sensibilidade radicular e a gestão de cáries radiculares ou abrasões cervicais, representam as principais indicações para o capeamento radicular. As preocupações estéticas juntam-se aos problemas biológicos e funcionais.

A microcirurgia oferece um meio previsível de melhorar a fiabilidade dos três principais tipos de procedimentos de transplante gengival utilizados no tratamento da recessão gengival. Estes são

1) *Enxerto vascularizado:* A melhor ilustração é um pedículo de gengiva queratinizada, rodado a partir de um local contínuo na superfície radicular exposta. A taxa de sobrevivência deste enxerto deve-se ao fornecimento de sangue na base do pedículo, que pode ser melhorado por microcirurgia.

2) *Enxerto avascular:* Esta técnica utiliza tecido de dador que é completamente separado do seu fornecimento de sangue e movido para a área de recessão a partir de um local de dador palatino. Esta técnica é muito sensível ao operador e à técnica. A microcirurgia oferece a possibilidade de melhorar consideravelmente os resultados dos enxertos avasculares, tanto na zona recetora como na zona dadora.

3) *Enxerto de tecido composto:* Utiliza um retalho pedicular ou de envelope levantado a partir do local da recessão, com tecido conjuntivo transplantado para o espaço subepitelial criado sob o retalho. Este procedimento tem sido a técnica de eleição nos últimos 15 anos para obter o recobrimento radicular, uma vez que existe normalmente bastante tecido disponível no local do transplante palatino. Tem também a vantagem de preservar o fornecimento de sangue, tanto acima como abaixo do enxerto.

Os princípios microcirúrgicos e a aplicação da metodologia tornaram estes três procedimentos de transplante gengival extremamente fiáveis. A utilização da abordagem microcirúrgica torna a reconstrução papilar uma possibilidade realista.

Luca Francetti et al (2004) trataram 16 recessões gengivais isoladas (2,5 -

4,0 mm de profundidade) utilizando um retalho de avanço coronal combinado com um enxerto de tecido conjuntivo retirado de uma papila adjacente. Todos os locais foram processados utilizando um microscópio cirúrgico. As diferenças entre todos os parâmetros medidos no início e 12 meses após a cirurgia foram estatisticamente significativas e mantiveram-se estáveis durante o período de observação. As 16 recessões isoladas tratadas apresentaram um excelente ganho de cobertura radicular sem a necessidade de um segundo sítio cirúrgico, reduzindo a morbidade do paciente. Em outro estudo, autores semelhantes trataram 24 casos de recessão gengival (2-5mm) utilizando diferentes técnicas cirúrgicas mucogengivais. Doze casos foram tratados com microscópio cirúrgico, enquanto os outros doze foram tratados sem microscópio. Parâmetros como a profundidade da recessão, a profundidade de sondagem, a perda de inserção periodontal e a largura da gengiva queratinizada foram registados no início e 12 meses após a cirurgia. Os resultados mostraram uma melhoria significativa entre a linha de base e o pós-operatório em ambos os grupos e o grupo microcirúrgico mostrou sempre uma melhoria importante em relação ao outro grupo.

Burkhardt R. e Lang N.P. avaliaram o grau de vascularização de enxertos de tecido conjuntivo utilizando uma abordagem microcirúrgica em pacientes com recessões bilaterais de caninos superiores de classe I e classe II num desenho de boca dividida. Foram efectuados angiogramas fluorescentes para avaliar a vascularização do enxerto imediatamente e após 3 e 7 dias de cicatrização. O estudo demonstrou que, em termos de cobertura da superfície da raiz, uma abordagem microcirúrgica melhorou significativamente a vascularização do enxerto e a percentagem de cobertura da raiz em comparação com a abordagem microscópica convencional.

Estabelecimento de uma linha de sorriso estética :

Uma linha de sorriso anormal pode resultar de uma série de causas, incluindo recessão gengival, padrões de erupção anormais, desgaste incisal e crescimento excessivo de tecido de várias etiologias. Os contornos harmoniosos da gengiva envolvem muitos factores. Os mais importantes são a simetria, a posição dos lábios e os níveis gengivais relativos dos dentes adjacentes. Pode ser necessária uma microcirurgia plástica periodontal complexa que envolva a remoção de tecido em alguns dentes e a substituição noutros.

Exposição excessiva das gengivas :

O excesso de gengiva (sorriso gengival) é uma descrição da situação em que o doente tem demasiada gengiva. Um sinónimo mais antigo para esta condição é a erupção passiva retardada. Em adultos, a margem gengival está normalmente na ou perto da junção cemento-esmalte (CEJ), e o paciente normalmente tem pouca ou nenhuma gengiva nos incisivos centrais quando sorri. As três causas mais comuns de exibição gengival excessiva são

1. Excesso vertical do maxilar

2. Excesso de osso alveolar, e

3. Excesso de tecido gengival.

Podem ocorrer individualmente ou em combinação.

1. O excesso vertical da maxila ocorre quando a maxila é anormalmente alta. Neste caso, pode ser considerada uma cirurgia ortodôntica para deslocar o maxilar para um nível diferente. As consultas de ortodontia e cirurgia oral ajudarão a determinar a posição ideal para o maxilar.

2. Se o osso alveolar for anormalmente alto e espesso, o osso e a gengiva devem ser tratados em conjunto durante o procedimento. Uma vez que os contornos ósseos excessivos podem predispor o paciente para gengivite e periodontite devido à sua incapacidade de remover eficazmente a placa bacteriana, a remodelação dos tecidos pode proporcionar benefícios funcionais e estéticos.

3. O excesso de gengiva (hipertrofia gengival) pode ocorrer sem uma quantidade excessiva de osso subjacente. Neste caso, uma simples excisão do tecido mole sem manipulação do osso pode obter um resultado de aspeto normal.

Níveis irregulares de goma :

Níveis gengivais irregulares podem ser observados em casos de desgaste irregular das bordas incisais. Este fenómeno é frequentemente observado quando o desgaste ocorre com dentes que estão rodados ou angulados. À medida que os dentes se desgastam e irrompem, as margens gengivais encontram-se em níveis diferentes. Como o nível gengival está geralmente localizado na ou próximo da JCE, uma JCE irregular

criam níveis gengivais irregulares. A intrusão ou extrusão ortodôntica pode corrigir níveis gengivais desiguais. A recessão cirúrgica da gengiva marginal também pode ser considerada para criar simetria, forma e proporção, desde que as raízes não sejam expostas.

Defeitos do rebordo alveolar :

Um défice do rebordo alveolar ou colapso do rebordo ocorre quando um dente é extraído e os tecidos dentoalveolares e moles colapsam para dentro. As deformações do rebordo podem criar dilemas estéticos e funcionais para os doentes e para os dentistas restauradores. As deformidades do rebordo consistem em tecido mole (papila e gengiva anexa) e osso e alvéolos. As deformações dos tecidos moles podem ocorrer quando as incisões cirúrgicas são efectuadas em áreas delicadas (gengiva fina, mucosa alveolar e papilas). As deformidades ósseas podem ocorrer após a extração de um dente com um dento-alveolo fino, cirurgia endodôntica prévia, fracasso endodôntico, remoção óssea iatrogénica, remoção óssea intencional para compra, fratura radicular ou perda óssea periodontal. A atrofia devido à pressão exercida por um aparelho protético removível (um flipper) pode comprimir o rebordo alveolar e permitir o colapso das papilas adjacentes.

O aumento do rebordo pode ser conseguido utilizando uma variedade de técnicas, incluindo a regeneração óssea guiada (ROG), enxertos em bloco e de partículas, enxertos de tecidos moles e uma combinação destas técnicas. Para além de estabelecer uma altura vertical adequada, deve ser criada uma espessura de tecido mole suficiente para proporcionar um perfil de emergência para pônticos ou próteses de implantes dentários.

Reconstrução da papila interdentária :

A perda da papila interdentária pode levar a problemas fonéticos, bolhas de saliva e deficiências estéticas. Um défice papilar pode ser criado por remoção cirúrgica iatrogénica, colapso dos tecidos após extração, cirurgia de remoção da bolsa periodontal, perda óssea periodontal e separação ortodôntica de dentes sobrepostos. A restauração das papilas interdentárias perdidas pode exigir um alinhamento ortodôntico da raiz, dentisteria de restauração ou adição cirúrgica de tecido. Alguns casos podem exigir apenas uma modalidade de tratamento ou as três em conjunto ou em várias combinações. Foram desenvolvidas técnicas microcirúrgicas para substituir as papilas interdentárias perdidas e estas técnicas podem ser consideradas uma variante microcirúrgica da microcirurgia plástica periodontal para o aumento do rebordo entre dois dentes adjacentes.

Reconstrução estética com implantes :

Se a anatomia dentária circundante for deficiente como resultado da perda de dentes, a substituição do dente ficará comprometida. Um defeito no rebordo exigirá que a restauração dentária seja anatomicamente maior para preencher o espaço extra ou, se as dimensões do dente forem anatomicamente correctas, resultará num espaço residual. Por vezes, as restaurações dentárias mascaram as deficiências adicionando materiais da cor da gengiva para ocultar a perda de osso e tecido mole.

Se se tiver o cuidado de preservar as papilas interdentárias, a arquitetura gengival e o osso alveolar, a reconstrução com implantes pode ser efectuada sem perda da anatomia dentária pré-existente. Quando a anatomia dentária circundante é preservada, a substituição do dente por um implante pode restaurar uma coroa de implante anatomicamente correcta.

CAPÍTULO 9: ALARGAMENTO EM MEDICINA DENTÁRIA - PREOCUPAÇÕES

Traumatismo ocular

A utilização de lentes de ampliação não danifica nem enfraquece os olhos e não compromete de modo algum a saúde do utilizador. No entanto, depois de usar as lupas durante algum tempo, o utilizador habitua-se a ver mais pormenores do que com a visão natural e desenvolve-se um sentimento psicológico. Além disso, após várias horas, os olhos precisam de algum tempo para se readaptarem à visão normal, tal como acontece todas as manhãs depois de os músculos oculares terem dormido durante a noite. Aparentemente, quando se utiliza a ampliação, os músculos oculares habituam-se a contrair-se até um determinado nível e têm de relaxar novamente para voltar ao funcionamento normal. Para evitar ou reduzir este problema, foi sugerido que as pessoas que usam lupas deveriam considerar a hipótese de não as usar constantemente. Em vez disso, devem utilizar lupas para determinados procedimentos e visão normal, não ampliada, para outros procedimentos.

Clareza da imagem

Quanto mais nos aproximamos de um objeto, maior ele parece aos nossos olhos. No entanto, quanto mais nos aproximamos de um objeto, mais difícil é focar, especialmente para os olhos mais velhos. Além disso, aproximar-se do objeto pode levar a uma má postura, com dores associadas nas costas, pescoço e ombros. Se utilizar lupas cirúrgicas ou microscópios de operação, a imagem parece maior porque foi opticamente ampliada e o médico pode sentar-se a uma distância confortável do local da cirurgia.

Nível de ampliação

A resposta a esta pergunta é pessoal. Quanto mais alto for o médico, maior é a ampliação necessária, uma vez que a sua cabeça está mais afastada do local da operação e a imagem é mais pequena. De acordo com os consultores, se uma pessoa tiver entre 5 e 5^ pés de altura, a ampliação necessária (em média cerca de 2,5X) é menor do que se a pessoa tiver 6^ pés de altura. O nível mais comum de ampliação é de cerca de 2,5X para uma pessoa normal. Para procedimentos em que o campo operatório é limitado, a utilização de um microscópio clínico com níveis de ampliação até 20X provou ser uma ajuda significativa para um tratamento de qualidade.

Influência na postura

A distância focal entre os olhos do operador e o local de operação é uma distância crítica que tem uma influência considerável na postura. Por conseguinte, a distância focal das lupas deve ser adaptada à sua distância de operação preferida. Se escolher lupas com uma distância focal demasiado curta ou demasiado longa, sentir-se-á desconfortável durante a operação e acabará por sentir dores musculares. O ângulo de declinação depende de muitas características físicas. Se o ângulo de declinação implicar que tenha de se sentar com a cabeça inclinada, sentirá dores. O alinhamento da ótica da lupa binocular também é essencial. A tensão ocular ocorre se não estiverem corretamente alinhadas.

Limites da ampliação superior

Muitos procedimentos orais e dentários requerem que vários objectos sejam paralelos entre si ou simétricos em relação a outros objectos. Por exemplo, a colocação de vários implantes. É necessário um campo de visão alargado para estes procedimentos. De acordo com os autores, para um médico de estatura média, a utilização de uma ampliação superior a 2,5X ao efetuar o procedimento acima mencionado conduz a erros não intencionais devido ao campo de visão limitado, requer uma má postura e atrasa consideravelmente o procedimento. Uma ampliação maior tem frequentemente uma influência negativa na postura se a distância focal das lupas não permitir que o médico se sente numa posição normal. Além disso, se o médico necessitar de correção visual ou usar óculos de segurança quando não estiver a utilizar as lupas, é sempre necessário substituir as lupas por lentes normais.

Riscar as lentes de aumento

Embora as lentes da maioria das lupas estejam cobertas com um revestimento protetor, se não se tiver cuidado, algumas lentes ficam rapidamente riscadas, turvas e difíceis de utilizar. Ao limpar as lentes, o médico deve remover cuidadosamente os resíduos grosseiros, utilizando uma lavagem com água se as lupas forem resistentes à água e, em seguida, utilizando toalhetes de limpeza para microscópios ou panos de limpeza de lentes fornecidos pelos fabricantes. Os autores recomendam a compra de lupas com lentes resistentes à água para permitir uma limpeza e desinfeção adequadas.

Controlo da infeção

As lupas recolhem os resíduos de muitos procedimentos durante um dia clínico. O controlo de infecções é, na melhor das hipóteses, difícil. Idealmente, todas as áreas da lupa devem ser desinfectadas com um desinfetante de alto nível após cada doente. Recomenda-se a desinfeção com uma solução rica em álcool etílico. Se forem resistentes à água, produtos como o spray desinfetante Lysol podem ser pulverizados numa esponja de calibre e utilizados para limpar as armações e as lentes.

CAPÍTULO 10: DIRECÇÕES FUTURAS

A especialidade de microcirurgia não está confrontada com uma revolução concetual na terapia periodontal, mas simplesmente com a melhoria da precisão e da delicadeza do que já é feito na prática diária. Todas as terapias periodontais podem beneficiar de uma maior atenção e delicadeza, desde a simples destartarização e alisamento radicular até aos tratamentos periodontais regenerativos e cosméticos. Em segundo lugar, um número significativo de periodontistas já adoptou a utilização de baixa ampliação na sua prática e reconheceu o seu valor. O que falta atualmente aos periodontistas é a compreensão de que as capacidades cognitivas e motoras atualmente utilizadas nas suas operações podem ser mantidas para operarem a níveis de precisão muito mais elevados do que os anteriormente imaginados. Utilizando uma ampliação de 20X, os microcirurgiões vasculares efectuam rotineiramente a anastomose de vasos com um diâmetro de 1 mm ou menos. Com uma ampliação de 120X, os biólogos celulares efectuam habitualmente operações subcelulares em mitocôndrias e cromossomas. Utilizando uma ampliação da ordem dos 10 a 20X, os periodontistas podem facilmente aprender a aumentar a precisão das suas capacidades motoras, passando de uma tolerância de 1 a 2 mm para uma precisão tão baixa como 10 ppm. Como tal, a visão não é usada simplesmente para localizar e posicionar a mão, sendo o movimento em si realizado por eventos motores pré-programados guiados pela propriocepção. Em vez disso, a visão guia diretamente a mão através de toda a gama do seu movimento, utilizando o "feedback sensorial visual" para fazer correcções a meio do percurso. Sob ampliação, não só estas competências cognitivas e perceptivas podem ser facilmente aprendidas, como também é possível treinar os músculos da mão e do braço para executarem sequências muito mais pequenas e precisas de movimentos incrementais. Desde que as sequências reprogramadas sejam mantidas por sessões de treino ocasionais. Embora a retenção cognitiva e o recondicionamento das fibras musculares não possam ser alcançados sem a prática sob o microscópio, uma vez estabelecidos, os novos conhecimentos tornam-se um recurso indispensável para a execução dos movimentos motores finos exigidos pela técnica microcirúrgica.

Numa prática microcirúrgica periodontal totalmente desenvolvida, talvez 70-80% dos procedimentos microcirúrgicos periodontais típicos possam ser realizados com o microscópio cirúrgico a 10-20X. O resto do procedimento poderia ser efectuado com lentes inferiores a 6-8X, utilizando capacidades motoras melhoradas, aprendidas e condicionadas durante as sessões de treino de microcirurgia. Estas capacidades motoras melhoradas, que funcionam nos limites exteriores da acuidade visual distinta, foram designadas por "capacidades motoras metascópicas".

Apesar do seu custo significativo, da curva de aprendizagem relativamente longa associada à sua utilização, das frustrações associadas à sua utilização, da necessidade ocasional de as substituir e da sua aparência particular para os pacientes, as lupas ajudam todos os tipos de dentistas clínicos a produzir uma medicina dentária de melhor qualidade. Ver melhor também significa reduzir o tempo de intervenção. As lupas bem adaptadas também podem melhorar a postura durante a cirurgia e reduzir as dores musculares nos ombros, pescoço e costas. Trabalhar com ampliação é útil e os médicos devem considerar seriamente a adoção deste conceito.

A microcirurgia periodontal ainda está a dar os primeiros passos, mas desempenhará um papel importante no futuro. Trata-se de uma competência que requer prática para ser dominada. A pequena escala da microcirurgia apresenta um desafio particular em termos de destreza e perceção. A sua execução é sensível à técnica e mais exigente do que os procedimentos periodontais convencionais. À medida que as vantagens do microscópio se tornam mais claras, a sua aplicação será mais universal.

Existem muitas indicações para as quais a microcirurgia periodontal pode ser benéfica. Parece ser uma evolução natural para a especialidade de periodontia. A microcirurgia oferece novas possibilidades para melhorar os cuidados periodontais numa variedade de formas. As suas vantagens incluem uma estética melhorada, uma cicatrização rápida, um desconforto mínimo e uma maior aceitação por parte do paciente.

CAPÍTULO 11: CONCLUSÃO

O microscópio operatório fornece uma tríade microcirúrgica de iluminação, ampliação e um ambiente no qual as competências cirúrgicas podem ser aperfeiçoadas. A incorporação de instrumentos, suturas e agulhas mais pequenos neste ambiente deverá permitir aos médicos aumentar a precisão das suas capacidades. Embora não existam estudos clínicos e seja necessária investigação, a acuidade visual oferecida pelo microscópio cirúrgico deverá permitir ao periodontista melhorar as suas capacidades cirúrgicas.

Para que os cirurgiões periodontais continuem a fazer jus à sua reputação de especialistas na manipulação hábil de tecidos moles e duros, o domínio da microcirurgia periodontal é uma necessidade. A acuidade visual melhorada proporcionada pela ampliação abre um mundo totalmente novo para aqueles que se esforçam e dedicam tempo a familiarizar-se com os princípios e procedimentos da microcirurgia. A aplicação destes princípios aos procedimentos cirúrgicos periodontais existentes representa uma extensão destes procedimentos que é menos invasiva e menos traumática, com uma cicatrização mais rápida. Igualmente importante, numa altura em que a consciencialização dos pacientes é cada vez maior, a aceitação da microcirurgia por parte dos pacientes tem sido excelente.

BIBLIOGRAFIA

1. Becker, W., Becker B, E. (1993) Treatment of mandibular 3-wall intrabony defects by flap debridement and expanded polytetrafluorethylene barrier membranes. Avaliação a longo prazo de 32 pacientes tratados, *Journal of Periodontology* 64 (1), pp.11381144.

2. Burkhardt, R., Lang N, P. (2005) Cobertura de recessões gengivais localizadas: comparação de técnicas microcirúrgicas e macrocirúrgicas, *Journalof Clinical Periodontology,* 32 (3)2, pp.87-293.

3. *Relatório de consenso. Terapia mucogengival (1996).* Ann Periodontology,1pp.702- 706.

4. Dennis, A., Shanelec, Leonard, S., Tibbets (1996) A Academia Americana de Periodontologia: Terapia muco-gengival. Actas do Workshop Mundial de Periodontologia de 1996. *Ann Periodontology.* 1,pp.671. Dennis,*A.,Shenlec.(2003)* Periodontalmicrosurgery. *Journal of Esthetic Restorative Dentistry,* 15, pp.402-408.

5. Fleisher, N., Waal, H., Bloom, A.(1998) Regeneration of lost attachment apparatus in the dog using Vicryl absorbable mesh (Polyglactin 910). *InternationalJournal of* Periodontics *and Restorative Dentistry.* 8(2),pp.45-54.

6. Forgie, A. H., Pine, C. M., Longbottom, C., Pitts, N. B.(1999) The use of magnification in general dental practice in Scotland - a survey report. *Journal Dent.27*(7),pp.497-502.

7. Gordon, J. Christensen (2003) Alargamento em medicina dentária. Ferramenta útil ou outra engenhoca? *Jounal of American Dental Association,* 134, pp.1647-1650.

8. Harrel, S, K. (1999) Uma abordagem cirúrgica minimamente invasiva para a regeneração periodontal: técnica cirúrgica e observações. *Jornal de*

Periodontologia, 70, pp.1547-1557.

9. Harrel, S. K. (1998) Uma abordagem cirúrgica minimamente invasiva ao enxerto ósseo periodontal. *Int. Journal of Periodontics and Restorative Dentistry,* 18,pp.161- 169.

10. Harrel, S. K., Rees, T. D. (1995) Remoção de tecido de granulação em procedimentos cirúrgicos de rotina e minimamente invasivos. *Compêndio Cont. Edu. Dent.* 16 : pp. 960-967.

11. [st]Hunter, J. G., Sackier J. M.(1993) "Minimally invasive high tech surgery: Into the 21 century". In: Hunter J. G., Sackier J. M. eds. minimally invasive surgery. Nova Iorque, McGraw-Hill, pp. 3-6.

12. James, M. Belcher.(2001) A perspectiveon periodontal microsurgery. *Revista Internacional de Periodontia e Dentisteria Restauradora,* 21, pp. 191-196.

13. Luca Francetti et al (2005) Microsurgical treatment of gingival recession: A controlled clinical study. *InternationalJournal of Periodontics and Restorative Dentistry,* 25,pp. 181-188.

14. Luca Francetti et al (2004) Microcirurgia periodontal: Relatório de 16 casos tratados consecutivamente com a técnica de auto-enxerto de papila livre rotacionada combinada com o retalho avançado coronalmente. *InternationalJournal of Periodontics and Restorative Dentistry,* 24,pp. 272-279.

15. Miller, B. J.(1998) Focus on loupes. Br. *Dent. J,* 185(10),pp. 504-508.

16. Miller, P. D. (1985) Uma classificação da recessão dos tecidos marginais.

17. *InternationalJournal of Periodontics and Restorative Dentistry,5,* 9.

18. Peter, W.(2002) O papel da microcirurgia plástica periodontal na estética facial oral. *J Cali Dent Ass,* 30(11),pp. 831-837.

19. Pierpaolo, Cortellini, S. Tonetti (2001) Abordagem microcirúrgica à regeneração periodontal. Avaliação inicial numa coorte de casos. *Jornal de Periodontologia,*

72, pp. 559-569.

20. Cirurgia plástica, periodontal e estética Otto Zuhr& Markus Hurzeler Quintessence International Press 2015

21. Richard Rubinstein. Anatomia do microscópio cirúrgico e posições operatórias. *Dental Clinics of North America.* 1997, 41(3), pp. 391-413.

22. 2 2.Shenelec, D.A.,Tibbetts, L. S.(2000) Uma perspetiva sobre o futuro da microcirurgia periodontal. *Periodontologia.* 1996, 11, pp. 58-64.

23. 2 3 Stephen, K.Harrel, Martha, E., Nunn, Claire, M. Belling (1999) Long-term results of a minimally invasive surgical approach for bone grafting. *Jornal de Periodontologia,* 70, pp. 1558-1563.

24. *[th]Academia Americana de Periodontologia, Glossário de termos periodontais, 6 Edição.* Chicago 1992.

25. Tibbetts, L. S., e Shenelec, D.A.,(1998) Microcirurgia periodontal. *Dental Clinics of North America,* 42(2), pp. 339-359.

26. Wachtel, H., Schenk, G., Bohm S., Weng D., Zuhr O., Hurzeler M. B.(2003) Retalho de acesso microcirúrgico e derivado de matriz de esmalte para o tratamento de defeitos intra-ósseos periodontais: um estudo clínico controlado. *Jornal de Periodontologia Clínica,* 30, pp. 496-504.

27. Wickham ,J., Fitzpatric, J. M. (1990) "Minimally invasive surgery" [Editorial]. Br. *Journal of Surgery,* 77, pp. 721-722.

Índice

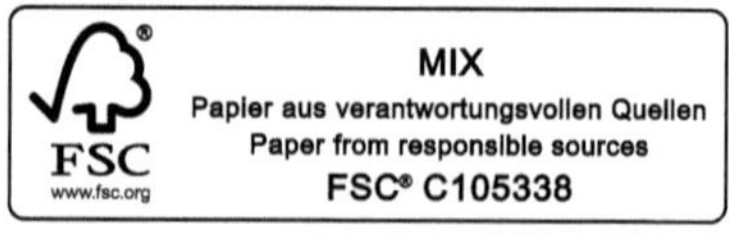

Printed by Books on Demand GmbH, Norderstedt / Germany